A DIETA DA LONGEVIDADE

DR. VALTER LONGO, Ph.D.

Diretor do Instituto de Longevidade da Universidade do Sul da Califórnia

A DIETA DA LONGEVIDADE

A nova ciência da ativação e regeneração das células-tronco para retardar o envelhecimento, combater doenças e otimizar o peso

Tradução
Karina Jannini

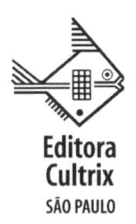

Editora
Cultrix
SÃO PAULO

Título do original: *La Dieta della Longevità*.
Copyright © 2016 Antonio Vallardi Editore, Milão.
Publicado mediante acordo com Villas-Boas & Moss Agência Literária.
Copyright da edição brasileira © 2023 Editora Pensamento-Cultrix Ltda.
1ª edição 2023./1ª reimpressão 2024.

Todos os direitos reservados. Nenhuma parte desta obra pode ser reproduzida ou usada de qualquer forma ou por qualquer meio, eletrônico ou mecânico, inclusive fotocópias, gravações ou sistema de armazenamento em banco de dados, sem permissão por escrito, exceto nos casos de trechos curtos citados em resenhas críticas ou artigos de revistas.

A Editora Cultrix não se responsabiliza por eventuais mudanças ocorridas nos endereços convencionais ou eletrônicos citados neste livro.

Obs.: Este livro não pode ser vendido para Portugal, Angola, Moçambique, Macau, São Tomé e Príncipe, Cabo Verde e Guiné Bissau.

Editor: Adilson Silva Ramachandra
Gerente editorial: Roseli de S. Ferraz
Gerente de produção editorial: Indiara Faria Kayo
Editoração Eletrônica: Ponto Inicial Design Gráfico
Revisão: Claudete Agua de Melo

Dados Internacionais de Catalogação na Publicação (CIP)
(Câmara Brasileira do Livro, SP, Brasil)

Longo, Valter
    A dieta da longevidade : A nova ciência da ativação e regeneração das células-tronco para retardar o envelhecimento, combater doenças e otimizar o peso / Valter Longo ; tradução Karina Jannini. -- 1. ed. -- São Paulo : Editora Cultrix, 2023.

    Título original: La dieta della longevità
    ISBN 978-65-5736-267-9

    1. Alimentação saudável 2. Dietas 3. Longevidade - Aspectos nutricionais 4. Saúde - Promoção I. Título.

23-165130   CDD-612.68

Índices para catálogo sistemático:
1. Longevidade : Aspectos nutricionais : Ciências médicas 612.68
Cibele Maria Dias - Bibliotecária - CRB-8/9427

Direitos de tradução para o Brasil adquiridos com exclusividade pela
EDITORA PENSAMENTO-CULTRIX LTDA., que se reserva
a propriedade literária desta tradução.
Rua Dr. Mário Vicente, 368 — 04270-000 — São Paulo, SP – Fone: (11) 2066-9000
http://www.editoracultrix.com.br
E-mail: atendimento@editoracultrix.com.br
Foi feito o depósito legal.

Para minha mãe, Angelina, meu pai, Carmelo,
meu irmão, Claudio, e minha irmã, Patrizia.

A quem estiver em busca de problemas a serem
resolvidos, conhecimento e esperança.

ADVERTÊNCIA

Fez-se todo o possível para garantir que as informações contidas neste livro, mesmo as de divulgação, fossem precisas e atualizadas no momento da publicação. O autor e o editor não se responsabilizam por eventuais erros ou omissões nem pelo eventual uso impróprio ou pela compreensão errônea das informações fornecidas neste livro, tampouco por qualquer prejuízo financeiro à saúde ou de outro gênero, sofrido, por qualquer indivíduo ou grupo que considere ter agido com base nas informações aqui contidas. Nenhuma sugestão ou opinião fornecida nesta obra pretende substituir o parecer médico. Caso o leitor tenha alguma preocupação em relação a seu próprio estado de saúde, deve consultar um médico. Todas as escolhas e decisões terapêuticas deverão ser tomadas com o auxílio de um médico, que dispõe dos conhecimentos e das competências necessárias para esse objetivo, bem como dos dados fundamentais, relativos a cada paciente. Este livro tem como finalidade divulgar informações e não deve ser absolutamente utilizado como referência para que o leitor modifique, por iniciativa própria, o tratamento prescrito pelo médico.

As informações sobre medicamentos e/ou componentes afins, bem como sobre seu uso e sua segurança, estão em contínua evolução, são sujeitas a interpretação e devem ser avaliadas em relação à individualidade de cada paciente e de cada situação clínica.

SUMÁRIO

PREMISSA
    A Fundação Create Cures 15

1. A FONTE DE CARUSO
    Retorno a Molochio 19
    Da tradição à ciência 22
    Da culinária lígure à "Chicago pizza" 23
    A dieta do Exército americano 26
    Criatividade, ciência e Tex Mex, uma culinária bem pouco saudável 28

2. ENVELHECIMENTO, LONGEVIDADE PROGRAMADA E "JUVENTOLOGIA"
    Por que envelhecemos 35
    Longevidade programada e "juventologia" 39
    A descoberta dos genes e dos sistemas do envelhecimento 40
    O nexo nutrientes-genes-envelhecimento-doenças 49
    Do envelhecimento aos desafios da medicina 50
    O Instituto de Longevidade da USC e o IFOM 52

3. OS CINCO PILARES DA LONGEVIDADE
    A revolução da longevidade 55
    A quem dar ouvidos? 56
    Os cinco pilares da longevidade saudável 61
    Aplicação do sistema dos cinco pilares 66

4. A DIETA DA LONGEVIDADE
    Somos o que comemos 69
    Proteínas, carboidratos, gorduras e micronutrientes 70

Centenários aos 50 anos ou cinquentenários aos 100:
a dieta pró-juventude 74
Melhor morrer jovem, mas satisfeito e feliz? 76
Restrição calórica: camundongos, macacos e humanos 77
A dieta da longevidade 79
Os cinco pilares na base da dieta da longevidade 87
Síntese da dieta da longevidade 104

5. EXERCÍCIO FÍSICO, LONGEVIDADE E SAÚDE
Aprender a lição com os centenários e os automóveis 107
Otimizar o exercício físico para a longevidade 109
Duração, intensidade e eficácia do exercício físico 111
Ingestão de proteínas e exercício com pesos 113
Resumo 114

6. DIETA PERIÓDICA QUE IMITA O JEJUM (*DIETA MIMA-DIGIUNO* – DMD), GESTÃO DO PESO E LONGEVIDADE COM BOA SAÚDE
Restrição calórica, jejum e dieta que imita o jejum 115
Os efeitos da dieta que imita o jejum no ser humano:
uma experimentação clínica em cem indivíduos 119
Dieta que imita o jejum: a cura "a partir de dentro" 123
A dieta que imita o jejum (*Dieta Mima-Digiuno* – DMD) 128

7. ALIMENTAÇÃO E DIETA QUE IMITA O JEJUM NA PREVENÇÃO E NO TRATAMENTO DE TUMORES
O escudo de prata 135
Aos ativistas pelos direitos dos animais 139
O tratamento contra o câncer (em camundongos) 140
Jejum e dieta que imita o jejum no tratamento oncológico
aplicado ao ser humano 144
Estudos clínicos 148
Dieta que imita o jejum e terapia oncológica.
Diretrizes para oncologistas e pacientes oncológicos 151
Resumo: alimentação e dieta que imita o jejum para a
prevenção de tumores 153

8. ALIMENTAÇÃO E DIETA QUE IMITA O JEJUM NA PREVENÇÃO E NO TRATAMENTO DO DIABETES

O diabetes tipo II 157
Alimentação, controle do peso e prevenção do diabetes 160
Mudar a alimentação para prevenir e ajudar a reduzir o diabetes 161
Dieta e diabetes 166
A dieta que imita o jejum e o tratamento do diabetes 167
Reprogramação e regeneração do metabolismo para
o tratamento do diabetes 169
Um caso positivo, mas preocupante 172
Tratar a obesidade 174

9. ALIMENTAÇÃO E DIETA QUE IMITA O JEJUM NA PREVENÇÃO E NO TRATAMENTO DAS DOENÇAS CARDIOVASCULARES

A prevenção das doenças cardiovasculares em macacos 177
Dieta, prevenção e tratamento dos distúrbios cardiovasculares
no ser humano 179
Estratégias alimentares para o tratamento das cardiopatias coronárias ... 182
Nutrição e tratamento das patologias cardiovasculares 184
A dieta periódica que imita o jejum na prevenção e no tratamento
das doenças cardiovasculares 186
Resumo: dieta que imita o jejum e doenças cardiovasculares,
resultados dos ensaios clínicos, prevenção e tratamento 188

10. ALIMENTAÇÃO E DIETA QUE IMITA O JEJUM NA PREVENÇÃO E NO TRATAMENTO DO ALZHEIMER E DE OUTRAS DOENÇAS NEURODEGENERATIVAS

O mal de Alzheimer 194
A prevenção do Alzheimer em camundongos 195
Prevenção do mal de Alzheimer no ser humano por meio
da alimentação 198
A dieta da longevidade com uma quantidade extra de azeite de oliva 199
O café 200
O uso dietético do óleo de coco 200
Gorduras ruins e mal de Alzheimer 201

    Nutrição adequada 202
    Peso e circunferência abdominal adequados para a idade 202
    A alimentação no tratamento do Alzheimer 203
    Atividade física e leitura 206
    Resumo: prevenção e tratamento das doenças neurodegenerativas 206

11. ALIMENTAÇÃO E DIETA QUE IMITA O JEJUM NA PREVENÇÃO E NO TRATAMENTO DAS DOENÇAS INFLAMATÓRIAS E AUTOIMUNES

    Alimentação e doenças autoimunes 211
    À mesa de nossos antepassados 212
    Alimentos a serem evitados 215
    Tratamento das doenças autoimunes e "rejuvenescimento a partir de dentro" 216
    Esclerose múltipla 216
    Doença de Crohn e colite 221
    Artrite reumatoide 224
    Resumo 225

12. COMO PERMANECER JOVEM

    Dieta da longevidade 229
    A longa vida da mente 232

PROGRAMA ALIMENTAR BISSEMANAL 235

FONTES DE VITAMINAS, MINERAIS E OUTROS MICRONUTRIENTES 267

AGRADECIMENTOS 289

NOTAS 293

CRÉDITOS 304

PREMISSA

Cresci na Ligúria, onde nasci, e na Calábria, duas regiões cujas culinárias estão entre as melhores e mais saudáveis do mundo. Aos 16 anos, fui para os Estados Unidos em busca de fama e fortuna como guitarrista de *rock*, mas acabei estudando uma das matérias mais fascinantes, a do envelhecimento e da longevidade, justamente no momento em que, saindo da relativa obscuridade que a envolvia, ela conquistava um lugar cada vez mais central na ciência e na medicina.

Essa viagem me fez percorrer o mundo em busca dos segredos da longevidade: de Los Angeles aos Andes, no sul do Equador; de Okinawa, no Japão, à Rússia; da Holanda ao sul da Alemanha. Por fim, para minha surpresa, acabei voltando para casa, na pequena cidade de origem dos meus pais, que se vangloria de ter um dos mais altos porcentuais de centenários no mundo. Neste momento, estou estudando a dieta dos centenários italianos em colaboração com a Universidade da Calábria, os aspectos moleculares da nutrição e do câncer, no Instituto FIRC de Oncologia Molecular de Milão, e os efeitos clínicos da nutrição sobre as doenças do envelhecimento, na Universidade de Gênova. Entre uma coisa e outra, continuo a dirigir o Instituto de Longevidade da Universidade do Sul da Califórnia, em Los Angeles, onde são desenvolvidas tanto a pesquisa de base quanto a pesquisa clínica sobre nutrição, genética e envelhecimento.

Estudo as doenças ligadas ao envelhecimento e a longevidade desde o segundo ano da universidade, mas, à diferença de muitos dos meus colegas, nunca me interessei por me especializar em um aspecto molecular particular: sempre preferi direcionar minhas pesquisas no campo da genética e da biologia molecular à compreensão de como permanecer jovem e saudável pelo maior tempo possível. Por isso, desenvolvi pesquisas sobre a conexão entre os nutrientes e os genes que controlam a proteção celular, mas que também regulam as células-tronco e a regeneração e, portanto, o rejuvenescimento de vários sistemas e órgãos, passando pela bioquímica e pela microbiologia até chegar à imunologia, à neurobiologia, à endocrinologia e à oncologia. *A Dieta da Longevidade* reúne os resultados dessa longa e ampla pesquisa.

Quando se trata de saúde e, em especial, de alimentação, com frequência nos deparamos com modas passageiras e teorias sem embasamento, logo superadas ou substituídas por novas descobertas, novas modas e teorias. *A Dieta da Longevidade*, ao contrário, lança suas bases no que chamei de "os cinco pilares da longevidade", correspondentes a cinco disciplinas distintas, que fornecem um sólido fundamento científico ao meu programa, feito de alimentação e de exercício físico, para alcançar o objetivo de uma vida longa e saudável.

Após ter ilustrado os fundamentos evolucionistas, genéticos e moleculares desse programa, *A Dieta da Longevidade* explica por que é possível reprogramar, proteger e regenerar as células do nosso corpo com a adoção de uma alimentação diária específica e dietas periódicas que imitam o jejum, descobertas e testadas clinicamente em meu laboratório. Os efeitos são não apenas a perda de gordura abdominal e a manutenção da massa muscular e óssea, mas também a ativação das células-tronco e a regeneração de vários sistemas; portanto, a redução dos fatores de risco para doenças, que vão do diabetes ao câncer, às doenças cardiovasculares, autoimunes e neurodegenerativas.

Explicado o *porquê*, passo a ilustrar o *como*: além de selecionar dietas de comprovada eficácia, utilizei nossa experiência clínica para fazer com que as estratégias fossem seguras e pudessem ser adotadas com o menor esforço.

Antes de ler este livro, tudo isso poderia parecer difícil de acreditar, para não dizer "mágico": na realidade, a "magia" não está na dieta da longevidade nem na dieta que imita o jejum (DMD – *Dieta Mima-Digiuno*), e sim no corpo humano, com sua extraordinária capacidade de se reparar e se regenerar. Basta entender como ativar seus mecanismos, que na maioria dos casos permanecem desligados.

A primeira ambição deste livro é dirigir-se ao maior número possível de pessoas, ou seja, a todos aqueles que queiram permanecer saudáveis e chegar aos 110 anos, bem como àqueles que queiram alcançar e manter um peso ideal para otimizar a saúde e a longevidade, mais do que por razões estéticas.

Eu gostaria que fosse útil também para quem tem um interesse de natureza profissional nesse tema: médicos, dietistas, nutricionistas, educadores e profissionais da alimentação em geral.

A Fundação Create Cures

Em um período em que conseguir fundos para a pesquisa está se tornando cada vez mais difícil e são realmente poucos os destinados às ideias novas e alternativas, faço questão de dizer que tudo o que eu obtiver com a venda deste livro será destinado à Create Cures, fundação sem fins lucrativos, que criei após ter constatado a gravidade das condições da maior parte das pessoas afetadas por doenças em estágio avançado.

Todos os dias, recebo e-mails de doentes de câncer ou de pacientes com doenças autoimunes, do metabolismo ou neurodegenerativas, perguntando-me o que podem fazer além dos tratamentos-padrão que recebem. Muitas vezes, não contam com mais ninguém que lhes ofereça ajuda e buscam na internet sugestões baseadas em demonstrações clínicas ou de laboratório muito escassas, para não dizer inexistentes.

Sempre me surpreendeu o fato de que a maior parte das pesquisas realizadas tenha como objetivo resolver problemas entre os 20 ou 30 anos de idade. Naturalmente, sou um grande defensor da pesquisa de base e sempre ressalto que nenhuma das nossas descobertas teria sido possível sem ela, mas, depois de ter recebido pedidos de pacientes afetados por doenças em estágio avançado, decidi dedicar a eles ao menos 50% do meu tempo.

Todos os que me procuraram sabiam da possibilidade de a terapia alternativa não funcionar, mas não se conformavam com o fato de ninguém lhes fornecer outras possibilidades nem lhes apresentar uma abordagem integrativa, dotada de credibilidade. Em vez disso, a essas pessoas eram oferecidos apenas os tratamentos-padrão.

Infelizmente, os protocolos, o medo das ações judiciais, a falta de tempo e a complexidade dos problemas tornam muito difícil para os médicos desviar-se dos tratamentos-padrão. Passando mais tempo com os clínicos e trabalhando primeiro com o câncer e depois com muitas outras doenças, entendi que esses médicos precisam que nós, pesquisadores, forneçamos a eles estratégias integrativas que possam fazer a diferença para os pacientes, mas também querem ver os resultados dos testes em animais e as provas clínicas para poderem se convencer de que uma terapia alternativa ou integrativa seja vantajosa em relação aos tratamentos-padrão.

O objetivo da Fundação Create Cures é ajudar os que exauriram as opções praticáveis. Essa instituição colocará à disposição do público informações confiáveis e financiará as pesquisas da minha e de outras equipes: pesquisas que abram novos caminhos e tenham as potencialidades para conduzir rapidamente a novos tratamentos de baixo custo e eficazes ou para melhorar as terapias existentes. A ideia não é diminuir o papel dos médicos, mas, ao contrário, potencializá-lo, fornecendo-lhes dados confiáveis, baseados em ações integrativas, sustentadas por dados experimentais em animais e estudos clínicos, embora muitas vezes não em um estágio suficientemente avançado para permitir a aprovação dos Ministérios da Saúde como "terapias com eficácia comprovada".

Portanto, minha esperança é de que vocês comprem não um, mas dez exemplares deste livro e os deem de presente, ajudando, assim, quem o ler e, por sua vez, incentivando essa pessoa a promovê-lo. Ao mesmo tempo, vocês permitirão a nós e a outros médicos prosseguir com nossas pesquisas alternativas e integrativas sobre o envelhecimento, o câncer, o Alzheimer, as doenças cardiovasculares, a esclerose múltipla, a doença de Crohn, bem como a colite, o diabetes tipo I e II etc. Listei essas doenças porque realizamos pesquisas para cada uma delas e iniciamos, estamos para iniciar ou concluímos os primeiros estudos clínicos, que já contam com inúmeras histórias de sucesso.

Neste momento, nosso empenho se destina à transformação, no menor tempo possível, da pesquisa de base em terapias comprovadas, mediante uma avaliação que seja a mais ampla e criativa realizável atualmente. Nossa abordagem se concretiza na colaboração com alguns dos mais qualificados hospitais e institutos de pesquisa (Harvard, Clínica Mayo, Hospital Universitário Charité, de Berlim, Universidade de Leiden e assim por diante) e na experimentação junto ao Hospital Keck, da Universidade do Sul da Califórnia (USC), uma das maiores e mais reconhecidas clínicas universitárias dos Estados Unidos. Isso nos permite entender como algumas descobertas fundamentais podem ajudar as pessoas a prevenir e tratar algumas doenças.

A decisão de adotar ou não as dietas que imitam o jejum para a prevenção e o tratamento dessas doenças cabe aos vários Ministérios da Saúde, como a Food and Drug Administration, nos Estados Unidos. Recentemente, começamos a dialogar com essa instituição, a fim de receber sua aprovação no uso da dieta que imita o jejum para prevenir e tratar o diabetes e outras doenças.

Quase todo paciente que me escrevia a respeito da combinação do jejum com o tratamento oncológico me perguntava: "O que posso comer durante o jejum?". Por isso, fundei uma empresa chamada L-Nutra (www.l-nutra.com) que, em parte com o patrocínio do Instituto Nacional do Câncer dos Estados Unidos, desenvolveu dietas que imitam o jejum clinicamente testadas, a princípio destinadas a pacientes oncológicos (com o nome de Chemolieve®) e, depois, a todos (com o nome de ProLon®).

Atualmente, a Chemolieve® é submetida a experimentação no Norris Cancer Center, da USC, na Clínica Mayo, no Centro Médico Universitário de Leiden e no Hospital San Martino, da Universidade de Gênova. Outros dez hospitais na Europa e nos Estados Unidos estão empenhados em iniciar os ensaios clínicos da Chemolieve® assim que os financiamentos estiverem disponíveis. A ProLon®, por sua vez, está disponível on-line como formulação da dieta que imita o jejum, válida para todos.

Fundei a L-Nutra com o objetivo de tornar o jejum seguro e praticável para todos no mundo inteiro e divulguei minha intenção de doar 100% das minhas ações na sociedade à Fundação Create Cures. Da L-Nutra não recebo salário nem assessoria, apenas um pequeno reembolso anual de despesas. Embora não seja eu a tomar decisões na matéria, empenho-me entre os responsáveis para assegurar que os produtos L-Nutra sejam acessíveis ao maior número possível de pessoas e para que um dia alcancem a todos, tornando-se gratuitos.

1
A FONTE DE CARUSO

Retorno a Molochio

Partindo da extremidade meridional da Calábria, na ponta da Bota, rumo ao norte, em uma hora de carro chega-se a Gioia Tauro e a uma das regiões mais pobres da Europa, porém mais bela e intacta. De lá, sobe-se na direção da montanha por cerca de 30 quilômetros até a pequena cidade de Molochio, nome que muito provavelmente descende da palavra *malocchio* (mau-olhado). Em sua praça principal há uma fonte, da qual é possível beber a água gelada que, pelo subsolo, chega diretamente das montanhas do Aspromonte.

Em 1972, aos 5 anos, passei seis meses em Molochio com minha mãe, Angelina, que havia voltado à cidade para socorrer o pai gravemente doente.

Lembro-me de que, a certa altura, enquanto todos o chamavam para saber se ainda estava vivo, entrei no quarto dele e disse: "Não estão vendo que ele está morto?". Partiu após uma inflamação não muito grave e, portanto, tratável, mas que, infelizmente, havia sido negligenciada por muito tempo. Eu adorava meu avô e fiquei muito triste, mas tinha decidido que me encarregaria da situação e não choraria, para fazer com que todos soubessem que vovô Alfonso tinha morrido.

Apenas quinze anos depois, eu me daria conta de que a marca deixada por esse episódio foi tão profunda que chegou a alimentar em mim a paixão por fazer todo ser humano viver, até os que eu não conhecia, pelo maior tempo possível e com o máximo de saúde.

A uma centena de metros da casa do meu avô vivia Salvatore Caruso, que tinha mais ou menos a idade dele e me vira crescer. Quarenta anos depois, Salvatore e eu apareceríamos juntos em um número da prestigiosa revista científica americana *Cell Metabolism*, na qual se publicavam os resultados de uma de minhas pesquisas: a uma alimentação com baixo teor de proteínas, semelhante àquela usada pelos centenários de Molochio, corresponde uma menor incidência de tumores e, de modo geral, uma vida mais longa. Na capa, o retrato de Salvatore com as oliveiras calabresas da variedade *ottobratico* ao fundo. Provavelmente, também o presidente Obama ficou sabendo de Salvatore e de sua alimentação *low protein* quando essa fotografia foi reproduzida pelo *Washington Post* e pela mídia do mundo inteiro.

Quarenta e dois anos após a morte do meu avô, Salvatore era o homem mais velho da Itália e um dos quatro ultracentenários que fazem da terra natal dos meus pais e avós um dos lugares com a mais elevada taxa de centenários no mundo (quatro a cada dois mil habitantes, o triplo da levantada em Okinawa, considerada a mais alta no mundo para uma área de amplas dimensões). Salvatore Caruso, que morreu em 2015 aos 110 anos, tinha começado a beber água da fonte da praça de Molochio pouco depois de nascer, em 1905. Dada a excepcional longevidade do homem mais idoso da Itália, sempre pensei que aquela fonte fosse o que há de mais próximo da fonte da juventude, da qual qualquer um de nós poderia beber.

Sempre me causou certa angústia pensar que, provavelmente, teriam bastado uma informação correta e os tratamentos adequados para que meu avô não tivesse sido privado de muitas décadas de vida, durante as quais minha mãe e todo o restante da família ainda poderiam ter desfrutado de sua companhia.

A FONTE DE CARUSO

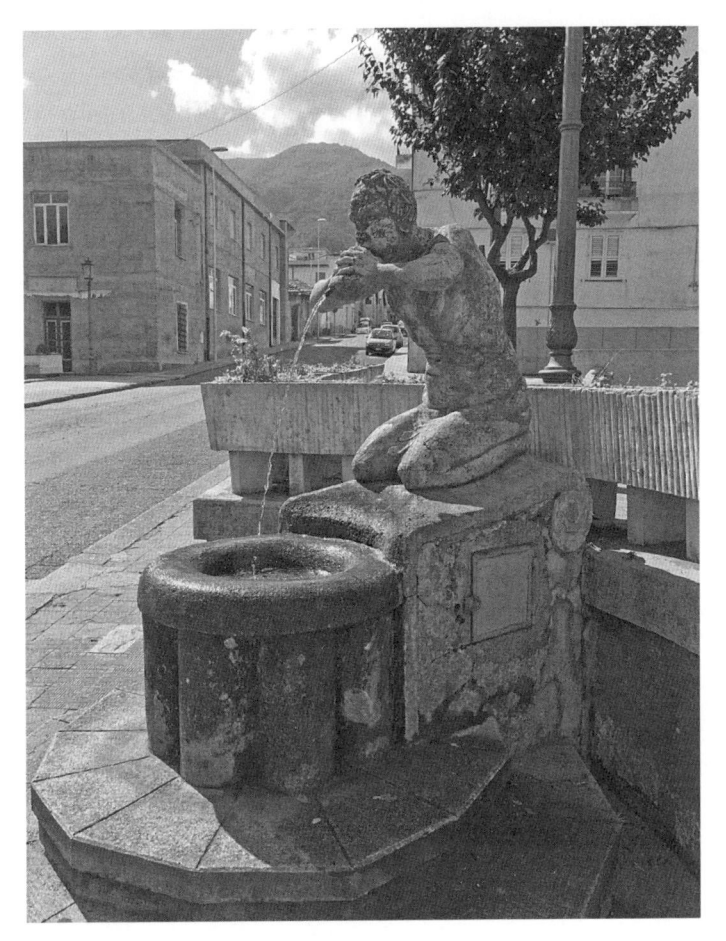

1.1 A fonte na praça de Molochio.

Em um documentário realizado pela emissora de televisão franco-alemã ARTE, dedicado às minhas pesquisas no Equador e na Calábria, Sylvie Gilman e Thierry de Lestrade me compararam ao Alquimista Paulo Coelho, descrevendo-me como um rapaz que, tendo partido de uma pequena cidade europeia, viajou pelo mundo em busca da fonte da juventude e acabou por encontrá-la justamente no vilarejo de onde seus pais são originários e onde, quando criança e adolescente, passava as férias de verão.

Da tradição à ciência

Por necessidade ou por destino, minha vida sempre foi muito interessante do ponto de vista do nexo nutrição-saúde: partiu do estilo alimentar muito saudável de Molochio, passou por aquele relativamente saudável da Ligúria, onde cresci, prosseguiu de maneira negativa em Chicago e Dallas e, por fim, voltou aos alimentos saudáveis na meca da nutrição para a longevidade: Los Angeles. Essa viagem e seus correlatos alimentares, que abraçam toda a gama da alimentação, do péssimo ao ótimo, foram determinantes para a formulação das minhas hipóteses sobre a relação entre alimento, doenças e longevidade e para me fazer compreender desde cedo que, para viver muito e com boa saúde, temos de aprender em igual medida com as populações longevas e com a ciência, com suas pesquisas nos campos epidemiológico e clínico.

Quase todas as manhãs, durante os verões transcorridos em Molochio, nos anos 1970, meu irmão Claudio, minha irmã Patrizia e eu nos alternávamos nas idas à padaria para comprar pão ainda quente, recém-saído do forno. Era o melhor pão que eu já havia comido, de trigo integral, bem escuro. Ano após ano, tornou-se cada vez mais branco e, infelizmente, hoje não é diferente do pão encontrado em todos os lugares.

Pelo menos dia sim, dia não, no almoço ou no jantar, comíamos *pasta* e *vaianeia*, ou seja, uma porção relativamente pequena de macarrão, acompanhado por uma grande quantidade de verduras, sobretudo vagem. Outro prato que comíamos com frequência era bacalhau com verduras. Havia também azeitonas pretas, azeite de oliva e uma grande quantidade de tomates, pepinos e pimentões verdes. Apenas aos domingos o prato principal era macarrão feito em casa, com molho de tomate e, sim, almôndegas de carne, mas no máximo duas por pessoa. Geralmente bebíamos água (da fonte, proveniente das montanhas circunstantes), o vinho local, chá, café e leite de amêndoas. Muitas vezes, o leite do café da manhã era de cabra e, fora das refeições, dificilmente podíamos comer algo que não fossem amendoins, amêndoas, avelãs e nozes, uva-passa ou uva fresca e espiga de milho assada. Normalmente se jantava por volta das 8 da noite e, a partir desse momento, não se comia mais nada até a manhã seguinte.

Os doces que acompanhavam a celebração das festas religiosas eram feitos de frutas secas ou oleaginosas, e ao sorvete cremoso preferíamos a *granita*, mais semelhante à raspadinha de fruta, que íamos degustar na vizinha Taurianova, a 9 quilômetros de distância. Era uma *granita* de morango, feita com a fruta fresca, que para mim era e continua sendo o melhor doce do mundo, embora contenha muito açúcar.

Hoje, em Molochio, não apenas o pão, mas também tudo o que se come com ele mudou drasticamente. No lugar da vagem se consome muito mais macarrão e carne, as azeitonas e as frutas secas foram substituídas por doces, e a água e o leite de amêndoas, por bebidas ricas em frutose. A maior parte dos pratos de antigamente ainda existe, mas as pessoas adotaram um estilo alimentar mais parecido com o do norte da Europa, onde há maior quantidade de queijos, carnes e açúcares simples. Quando crianças, andávamos por Molochio exclusivamente a pé; o carro era usado apenas para ir a outros vilarejos ou cidades. Hoje se perdeu quase por completo o hábito de caminhar, e se você percorrer a pé o trajeto do Mosteiro até o centro da cidadezinha – pouco menos de 800 metros –, é bem provável que alguém pare para lhe perguntar se precisa de uma carona. Em matéria de alimento e atividade física, nos Estados Unidos ocorreram praticamente as mesmas coisas, só que muito antes do que na Itália: quando me mudei para lá, em 1984, as coisas já eram assim.

Da culinária lígure à "Chicago pizza"

Quando eu tinha 12 anos, fechava-me no meu quarto, colocava o volume do amplificador no máximo e tocava acompanhando as músicas dos álbuns de Dire Straits, Jimi Hendrix e Pink Floyd, sonhando em partir para os Estados Unidos e me tornar uma estrela do *rock*. Um sonho que, para a felicidade dos meus vizinhos, transformou-se em realidade em

1984, quando troquei Gênova por Chicago e entrei em contato com músicos de *blues* internacionalmente famosos e com um estilo alimentar dos menos saudáveis do mundo. O alimento que se comia em Gênova ainda era muito saudável, embora não estivesse à altura daquele de Molochio. À diferença das outras regiões italianas, famosas pela carne, como a Toscana, ou pela riqueza e pela cremosidade dos alimentos, como o Lácio e a Emília-Romanha, a cultura gastronômica lígure, tal como a calabresa, tem como base os carboidratos e as verduras: seus pratos tradicionais são o *minestrone*, a típica massa conhecida como *trofie al pesto* ou a *farinata*, torta bem fina, feita com farinha de grão-de-bico e azeite de oliva. Diz a lenda que a *farinata* foi inventada durante uma tempestade, a bordo de um dos navios da poderosa República marítima de Gênova, que transportava prisioneiros pisanos (na época, Gênova e Pisa disputavam o domínio do Mediterrâneo e se assediavam e conquistavam reciprocamente). A farinha de grão-de-bico teria transbordado das sacas e se misturado à água do mar. Para recuperá-la, os genoveses puseram para secar ao sol a massa resultante e a chamaram de "ouro de Pisa", zombando dos pisanos derrotados.

Passando para os doces, entre os mais comuns na Ligúria estão os *biscotti del Lagaccio*, cuja primeira descrição remonta a 1593. São biscoitos feitos com farinha de manitoba e pouco açúcar. Tradicionalmente grandes, mas também muito leves, não chegam a 70 calorias por unidade e estão entre os doces menos calóricos em circulação. Além disso, em Gênova é comum consumir diversos tipos de peixe, das anchovas ao bacalhau e os mexilhões; com o grão-de-bico e o azeite de oliva, esses alimentos têm um papel relevante na dieta da longevidade, que é o tema deste livro.

No entanto, quando cheguei à "Little Italy" da cidadezinha de Melrose Park, no subúrbio de Chicago, entrei pela primeira vez em contato com aquela que considero a "dieta do enfarte". Eu tinha 16 anos, levava na bagagem a guitarra elétrica e um amplificador portátil. Meu inglês era tão fraco que, no passaporte, carimbaram *No English*.

A atmosfera e o ambiente musical de Chicago eram esplêndidos, mas fazia muito frio. Após as aulas de guitarra, que tive por alguns meses com Stewart Pierce, famoso músico *be-bop*, eu estava pronto para estrear na cena musical da cidade. Nos fins de semana, eu fugia da casa da tia que me hospedava e pegava o "L" – metrô elevado – para ir ao centro e, em especial, à Rush Street, onde pedia aos músicos para tocar com eles. Geralmente eles deixavam, e eu acabava tocando a noite inteira. Voltava para casa apenas na manhã seguinte, e minha tia me esperava, furiosa.

Naquela época, eu me sentia um músico. Nada sabia de alimentação nem de envelhecimento, mas comecei a pensar que havia alguma coisa errada no modo como se comia na *windy city*, a cidade dos ventos, pois muitos dos meus parentes, 100% calabreses, morriam em decorrência de patologias cardiovasculares que, no sul da Itália, eram relativamente pouco comuns e menos ainda na minha ampla família. No café da manhã, comiam *bacon*, linguiça e ovos; nas refeições principais, macarrão e pão à vontade, além de carnes de vários tipos quase todos os dias e, com frequência, duas vezes por dia; em compensação, pouquíssimo peixe. A essas refeições, acrescentavam grandes quantidades de queijo e leite, além de doces ricos em açúcares e gorduras. Tanto em casa como na escola, muitos desses alimentos eram fritos. Geralmente as bebidas eram gaseificadas e com alto teor de frutose. Como alternativa, bebiam suco de fruta, mas também ricos em frutose. Na "Chicago Pizza", havia mais queijo do que massa... Não causaria nenhuma surpresa se a maioria da população acima – mas também abaixo – dos 30 anos fosse obesa ou estivesse acima do peso.

Eu mesmo, depois de ter vivido três anos em Chicago, comendo o que todos comiam, ganhei uns bons quilos e alcancei 1,88 m de altura, ou seja, 20 cm a mais do que meu pai e 10 cm a mais do que meu irmão. Uma das razões para tanto era que esse tipo de alimentação é rico em proteínas, mas também em hormônios esteroides.

A dieta do Exército americano

Após três anos de alimentação "ao estilo Chicago", eu nunca poderia imaginar que seria capaz de comer ainda mais, melhor dizendo, muito mais, nem que ganharia mais quilos, muitos quilos. Como eu não era cidadão norte-americano, não podia usufruir de nenhum subsídio econômico. Por isso, tive de encontrar uma maneira para manter meus estudos. Alistar-me no Exército era o único sistema à minha disposição para pagar as mensalidades da faculdade.

Aos 19 anos, quando cheguei ao centro de treinamento de recrutas de Fort Knox, no Kentucky, pensei que não passaria tão mal: todos aqueles filmes e histórias sobre o treinamento no Exército americano certamente eram exagerados. Eu teria simplesmente de me submeter a um treinamento duro, mas razoável.

Só que não. Fui agregado a um batalhão de tanqueiros, que eram treinados junto com os fuzileiros navais e se orgulhavam da formação particularmente dura. Dormíamos de 3 a 4 horas por noite, fazíamos continuamente flexões e outros exercícios e comíamos muito.

Junto com um discreto número de experiências nos limites da resistência humana, isso tornou meus dois verões em Fort Knox, que transcorri fazendo coisas que nunca teria imaginado fazer, um dos períodos mais difíceis da minha vida, mas, ao mesmo tempo, um dos mais proveitosos. A um pacifista como eu, apaixonado por música e ciência, a formação no Exército forneceu as ferramentas necessárias para aprender como fazer as coisas sem perder tempo, sempre no nível máximo e reduzindo os erros ao mínimo ou eliminando-os por completo. Eu tinha de fazer o impossível, sempre. Se você fosse capaz de fazer cinquenta flexões de braço, diziam que não teria problema nenhum em fazer cem. Se você corresse 3,2 quilômetros em 12 minutos, gritavam para você cobrir a mesma distância em 10 (no final, consegui correr 3,2 quilômetros em 10 minutos: nada mal!).

Mas vejamos como era a alimentação no Exército. Naturalmente, a base era constituída por carne e carboidratos. Refrigerante e outras bebidas gaseificadas não eram permitidos, a menos que se alcançassem duzentos pontos combinando corrida, flexões de braço e abdominais, ou seja, uma série de setenta flexões e outra de sessenta abdominais em menos de 2 minutos cada uma, mais os 3,2 quilômetros em menos de 10 minutos e 30 segundos.

Consegui poucas vezes. Provavelmente, essa foi a primeira circunstância na qual entrei em contato com o conceito de dependência de comida, pois, para nós, conseguir beber aquela mistura de ácido fosfórico, caramelo e açúcar havia se tornado a coisa mais importante em absoluto, e os pouquíssimos que conseguiam alcançar o objetivo dos duzentos pontos eram objeto de inveja.

Junto com o extenuante exercício físico, a "dieta do Exército" me fez ganhar peso e massa muscular ou, pelo menos, assim eu pensava. Nossos estudos mais recentes indicam que ter músculos bem dimensionados não significa, necessariamente, ter força muscular e que seguir periodicamente regimes alimentares com baixo teor de proteínas e açúcares, alternando-os com períodos de ingestão normal de proteínas, pode dar resultados melhores na regeneração das células musculares e promover, ao mesmo tempo, um estado de saúde melhor. A prova disso é que, após quase trinta anos, agora realizo praticamente o mesmo número de flexões e abdominais de quando eu estava em minha melhor forma no centro de treinamento e tinha 19 anos.

Um dado que encontra confirmação nos resultados obtidos com experimentos realizados em camundongos, que representam um organismo excelente, pois tem muitas semelhanças com o do ser humano e nos ajuda a identificar a dieta da longevidade: a adoção periódica de uma alimentação com teor reduzido de proteínas aumenta a coordenação motora e, com grande probabilidade, a força muscular. Naquela época, meu melhor resultado era de 50-55 flexões e 55-60 abdominais; éramos examinados semanalmente, portanto eu sabia muito bem qual era meu desempenho máximo. Nos dez anos seguintes, caracterizados por uma dieta rica em carnes, gorduras e proteínas, vi minha capacidade de realizar aquelas séries reduzir-se drasticamente; em compensação, depois de ter passado para a dieta da longevidade (ver Capítulo 4), voltei a fazer o mesmo número de flexões e abdominais dos anos de treinamento.

Embora esse seja o tipo de história que não deveria ser levado muito a sério, foi o ponto de partida para algumas das hipóteses que eu viria a experimentar em meu laboratório e no instituto, tentando explicar por que alguns regimes alimentares melhoram a saúde sem consequências negativas para a massa e a potência musculares.

Estava para se iniciar a época que ajudaríamos a criar, aquela das tecnologias da nutrição, nas quais o alimento deixa de ser considerado um acúmulo indistinto de nutrientes e passa a ser visto como um conjunto complexo de milhares de moléculas, algumas das quais desempenham uma ação comparável à dos medicamentos.

Criatividade, ciência e Tex Mex*, uma culinária bem pouco saudável

Depois de terminado meu treinamento no Exército, minha meta era Denton, no Texas, ao norte de Dallas e, mais precisamente, a Universidade do Norte do Texas (UNT), sede de um dos mais prestigiosos departamentos de *jazz* no mundo.

Sabe-se lá como, essa pequena cidade em meio ao nada tinha atraído alguns dos maiores músicos de *jazz* dos Estados Unidos, como o pianista Dan Haerle e o guitarrista Jack Petersen, que seriam meus professores. O programa de estudos era massacrante: era preciso estudar e exercitar-se 16 horas por dia, sete dias por semana, pelo menos durante todo o primeiro ano.

---

* Culinária que reúne ingredientes do Texas e do México. (N. da T.)

Se você treina desde a infância para ouvir e reconhecer acordes, sua capacidade de reconhecer frequências e intervalos não é muito diferente daquela que qualquer um adquire ao reconhecer palavras e compreender o que lhe é dito. Mas como tanto minha mãe quanto meu pai nunca tocaram nenhum instrumento musical, eu me vi completamente perdido, e não havia livro capaz de me ensinar a reconhecer as frequências; assim, tive de aprender desde o início a ouvir e, nesse caso, a escrever em uma língua que, para mim, até aquele momento, era feita apenas de "sons": a língua das melodias e das harmonias ou, como a chamavam ali, a "harmonia elementar".

A tarefa do cientista é observar, mas o significado das observações pode dissipar-se rapidamente se ele não as compreender ou se, mesmo as compreendendo, não conseguir transformá-las em dados numéricos ou em hipóteses: algo que se mostra muito difícil se não compreendermos a linguagem. O estudo da música revelou-se essencial para muitas de minhas descobertas sobre as causas do envelhecimento e sobre a relação entre envelhecimento e alimentação. Quando iniciei minhas pesquisas observando o envelhecimento de organismos, comecei a suspeitar que a genética deveria desempenhar um papel nesse processo; contudo, eu não fazia ideia de como traduzir minhas observações em termos genéticos e moleculares quantificáveis. Quais eram as harmonias e as melodias da vida e da morte? Como decifrá-las de modo que eu pudesse transcrevê-las, modificando, assim, aquele processo incrivelmente complexo?

Uma das analogias que mais gosto de usar quando me perguntam se penso que os antioxidantes (as vitaminas C, E e assim por diante) podem prolongar a vida é que tentar aumentar a longevidade mediante um aumento da ingestão de vitamina C seria como melhorar uma das mais belas sinfonias já escritas aumentando o número de violoncelos da orquestra. O violoncelo é um instrumento belíssimo, sua sonoridade é das mais ricas, mas, para tornar uma sinfonia de

Mozart ainda mais bonita, seria preciso ser melhor do que Mozart, e é ingenuidade pensar que esse simples acréscimo consiga melhorar algo que já é praticamente perfeito. A duração de uma vida humana em boas condições de saúde tem uma complexidade muito maior do que uma sinfonia de Mozart, e foram necessários milhares de anos de evolução para alcançar sua quase perfeição. Não se pode melhorá-la nem prolongá-la bebendo mais suco de laranja.

A segunda coisa que se pedia a nós, estudantes de música durante o curso universitário, mas também depois, era que fôssemos capazes de compor algo que ninguém houvesse tocado antes, pelo menos não daquele modo. Se você estuda *jazz*, pode escolher dois caminhos: 1) a improvisação e 2) a composição. Ambos são igualmente importantes; o primeiro requer do músico a compreensão do que ele ouve e está tocando, a ponto de responder ao que é tocado, mas também ao que está para tocar, e ele deve fazê-lo com algo musicalmente correto e belo. Mas esse é apenas o início, porque, no final, é a improvisação que assume o lugar central na música. Na ciência, esse tipo de exercício faz com que o pesquisador busque continuamente algo novo e surpreendente, mas também dotado de bases sólidas e robustas, que possa ser apreciado e sustentado pelos críticos, e não aquele tipo de descoberta da última moda, que enche as páginas das revistas especializadas, mas da qual, após um ano, ninguém mais se lembra.

Vocês vão me perguntar: "O que tudo isso tem a ver com a minha saúde?". Tudo, respondo, porque, se não tivéssemos sido capazes de mudar nosso modo de pensar, de abrir nossa mente a novas possibilidades e novas ideias, não teríamos descoberto os inúmeros sistemas de diagnóstico e tratamento de que é feita a medicina atual, descobertas que vão da penicilina à obra de Fleming e à estrutura do DNA por parte de Watson, Crick e muitos outros.

Mas há outra razão pela qual contei minha experiência no Texas: foi lá que comecei a estudar o envelhecimento. Certo dia – eu estava no segundo ano da universidade –, o encarregado da orientação me perguntou quando eu me inscreveria no curso de didática musical, previsto no programa de estudos, durante o qual eu teria de dirigir uma banda. *Dirigir uma banda? Uma banda daquelas que marcham? Nunca!*, pensei. Eu era um músico de *rock*, e ninguém poderia me obrigar a vestir um daqueles uniformes ridículos para dirigir um amontoado de gente que talvez nem soubesse tocar direito os instrumentos enquanto marchava e dançava.

Foi então que pensei no que eu realmente queria fazer na vida. Eu não tinha nenhuma dúvida: queria estudar o envelhecimento.

Entre as pessoas que eu conhecia, todas as que tinham mais de 30 anos estavam preocupadas com o envelhecimento e, na maioria dos casos, com as doenças que não eram diagnosticadas antes dos 40 anos. Era um tema fascinante, no qual à "missão impossível" de compreender as causas do envelhecimento e da morte associava-se a ideia – que estava apenas começando a surgir na minha mente, mas que se tornaria a mensagem central da nossa disciplina – de que, se conseguíssemos intervir no processo de envelhecimento, poderíamos retardar e até prevenir muitas das doenças mais difundidas. Não me interessava muito a razão pela qual as pessoas envelhecem. Eu queria saber como manter um organismo jovem pelo máximo de tempo possível. Por que, para um camundongo, a juventude dura um ano e, para um ser humano, quarenta? Seria possível permanecer jovem por oitenta?

Naquele momento, a pergunta era: qual disciplina escolher para estudar o envelhecimento? Escolhi o departamento e o curso de especialização em bioquímica e, quando fui falar com o dr. Norton, titular da cátedra, ouvi: "Vamos resumir para ver se entendi direito: você é um estudante de *jazz* que nunca fez uma aula de biologia, mas quer passar para o curso de bioquímica para estudar o envelhecimento? Você é louco, e aposto que não vai durar nem um semestre". De fato, esses comentários me preocuparam um pouco. Eu vinha de uma família na qual tanto meu pai, que era policial, quanto minha mãe, que era dona de casa, tinham apenas o ensino médio, e estudar bioquímica na UNT me parecia uma façanha quase impossível.

Nunca tive a certeza de que conseguiria, mas penso que essa insegurança me ajudou muito em minha prática científica, levando-me a duvidar sempre de tudo, tanto que, em meu laboratório, a palavra de ordem é "paranoia". De um lado, em "estilo californiano", ensino aos estudantes e aos pesquisadores a acreditar que é possível realizar qualquer empreitada; de outro, ensino-lhes a nunca confiar nos resultados próprios ou alheios e sempre a pensar que há algo errado, que o resultado desaparecerá em meio ao nada quando, graças a novas experiências, passarmos a ver tudo de outro ângulo. A imagem que muitas vezes se tem dos cientistas e dos líderes é a de pessoas que devem estar sempre seguras do que fazem. No entanto, já naquela época eu nutria a convicção de que a segurança é um modo de deixar a arrogância prevalecer sobre a consciência, um comportamento que encontro com frequência, tanto nas universidades quanto nas clínicas. As grandes descobertas costumam nascer graças a dúvidas e à criatividade.

Contudo, eu era um estudante que havia sido aceito em uma das escolas de música mais seletivas do mundo e, portanto, insisti e prossegui. Um ano depois, eu já desenvolvia pesquisas no laboratório universitário como voluntário, e até que estava me saindo bem com a bioquímica. Em pouco tempo, comecei a percorrer quase 100 quilômetros por dia para frequentar o laboratório do dr. Gracy, que no Texas era considerado o mais respeitado especialista em envelhecimento. Ali estudei os processos de deterioração das proteínas.

Podemos pensar nas proteínas como os tijolos que constituem a estrutura do organismo, mas, ao mesmo tempo, como a central telefônica que permite que as informações biológicas sejam transmitidas de uma célula a outra ou dentro das próprias células. Por exemplo, o hormônio do crescimento é uma proteína que circula no sangue e ativa os receptores dos hormônios presentes na superfície das células, promovendo o crescimento. Como todas as outras proteínas, esse hormônio pode modificar-se e, portanto, deteriorar-se com a idade: isso pode influenciar sua função. No laboratório do dr. Gracy, estudávamos como reverter esse processo de deterioração.

O fato curioso era que, após uma infância e uma adolescência em Molochio e Gênova, marcadas por uma dieta mediterrânea relativamente saudável, como estudante de bioquímica que se especializava no envelhecimento segui, por todo o período universitário, hábitos alimentares nada saudáveis, à base de hambúrguer, batatas fritas e coisas semelhantes. De fato, a culinária Tex Mex reúne o que há de pior em termos de elementos nutricionais. Tendo como base a culinária mexicana, que é relativamente saudável, a Tex Mex agrega componentes altamente prejudiciais à saúde, como frituras, queijos e carnes de má qualidade, tudo combinado com bebidas com elevado teor de frutose. Apesar da minha formação em bioquímica, eu não considerava a hipótese de que o modo como comia pudesse ter repercussões em minha saúde e me predispor a determinadas patologias. Não é de surpreender que, de acordo com uma pesquisa Gallup de 2014, San Antonio, meca da culinária Tex Mex, seja a segunda em porcentual de obesos entre as grandes cidades dos Estados Unidos.[1] Tampouco surpreende o fato de que, após alguns anos, meu colesterol tenha subido a 250, a pressão a 140, e que os médicos estivessem prontos para me entupir de medicamentos.

Mas eu estava para ir à Universidade da Califórnia, em Los Angeles (UCLA), onde, no laboratório de Roy Walford, na época o maior especialista mundial em nutrição e longevidade, minha alimentação e minha vida mudariam.

2
ENVELHECIMENTO, LONGEVIDADE PROGRAMADA E "JUVENTOLOGIA"

Por que envelhecemos

A abordagem que proponho neste livro é muito diferente daquela da maior parte dos livros sobre dietas, pois se concentra no envelhecimento, e não simplesmente em doenças e distúrbios. Por isso, é importante entender, em primeiro lugar, o que é o envelhecimento e quais são as estratégias com maior probabilidade de desacelerá-lo sem provocar outros problemas.

Com o termo "envelhecimento" indicam-se as mudanças que, com o passar do tempo, intervêm tanto nos organismos vivos quanto nos objetos inanimados. Essas mudanças não são necessariamente negativas. De fato, se os seres humanos e a maior parte dos seres vivos em idade avançada manifestam disfunções, há casos em que o envelhecimento comporta melhorias. Um exemplo: os vencedores da maratona de Nova York costumam ter por volta de 30 anos, e muitos dentre os primeiros classificados, 40. Disso se deduz que, no corpo humano tomado em sua totalidade, ocorrem mudanças físicas e mentais tão positivas que tornam um indivíduo de 35 anos mais apto para enfrentar essa duríssima competição do que quem tem 15 anos a menos.

Em vez de "envelhecimento", também poderíamos usar o termo "senescência", que descreve melhor o processo do envelhecimento que perde funcionalidades e, portanto, exclui as melhorias mencionadas anteriormente. Mas por que envelhecemos? Ou melhor: por que não deveríamos envelhecer?

O mecanismo da seleção natural proposto por Charles Darwin e Alfred Wallace, aos quais se deve a teoria da evolução, pode ser descrito de maneira resumida como uma série de processos que preservam um organismo enquanto ele tiver condições de gerar filhos saudáveis: ao longo de uma evolução de milhões de anos, a duração da vida do organismo tenderá a aumentar se a capacidade de gerar uma prole saudável também aumentar. Tanto Wallace quanto Darwin postularam que os processos de envelhecimento e de morte são programados: por exemplo, determinado organismo morreria prematuramente com o objetivo de evitar a superpopulação. No entanto, ambos os estudiosos abandonaram essa hipótese, pois seria muito difícil demonstrá-la.

Cento e cinquenta anos mais tarde, o laboratório que dirijo produziu uma das primeiras provas experimentais para essa hipótese do "envelhecimento programado". Demonstramos que um grupo de microrganismos "egoístas", geneticamente manipulados para viver mais tempo, acaba se extinguindo, enquanto os que vivem menos tempo e agem de maneira altruísta conseguem se multiplicar. Em outras palavras, as alterações genéticas que limitam a vida aquém do potencial de um organismo aumentam sua capacidade de reprodução.

No entanto, não foi demonstrado que os seres humanos são programados para morrer. Durante uma conferência em Palermo, quando apresentei pela primeira vez os resultados e minha teoria sobre o envelhecimento programado, Thomas Kirkwood, pai de uma das teorias mais reconhecidas sobre o envelhecimento, a "teoria do soma descartável", objetou, dizendo que, para sustentar a hipótese do envelhecimento programado, seria necessário demonstrar cientificamente a seleção de grupo, uma das teorias mais controversas e deficitárias da biologia evolucionista: grupos de organismos agiriam de modo altruísta com o objetivo de proteger ou beneficiar o grupo a expensas de si mesmos.

Na maior parte dos casos, pode-se sustentar que um comportamento altruísta como o do pássaro que guia o bando em voo, assumindo um risco em prol dos que o seguem, faz parte de suas obrigações e que assumir o risco tem uma vantagem como contrapartida. Por certo, porém, se um organismo morrer em vantagem dos outros, isso exclui a possibilidade de que seu ato de altruísmo se torne egoísta. Se a morte não ocorre por acaso (e, portanto, sem objetivo), ela é, necessariamente, programada e altruísta.

Há centenas de teorias que tentam explicar o processo de envelhecimento, mas poucas atraíram o interesse dos cientistas porque, mesmo estando corretas, tendem a ter muitos pontos em comum. Por exemplo, há a famosíssima teoria dos radicais livres, segundo a qual o oxigênio e outras moléculas com efeito oxidante podem provocar danos a quase todos os componentes das células e dos organismos, justamente como ocorre quando os metais enferrujam ao entrar em contato com o oxigênio e a água. Outra das teorias mais reconhecidas sobre o envelhecimento é a já citada do soma (corpo) descartável: de acordo com Thomas Kirkwood, os organismos investem na reprodução e em si mesmos, mas somente o necessário para dar vida a futuras gerações. Desse modo, nosso corpo, portador do material genético (o DNA) contido nos espermatozoides e nos óvulos, é disponível ("descartável") enquanto gera certa quantidade de filhos. Resumindo: por menos lisonjeiro que possa parecer, não seríamos nada além de portadores "descartáveis" de DNA.

Essas teorias não me satisfaziam totalmente, pois se concentravam no processo de envelhecimento, e não na capacidade dos organismos de permanecer jovens. Há cerca de quinze anos, comecei a levantar a questão a partir desse outro ponto de vista com a minha "teoria da longevidade programada".[1] Em síntese, eu postulava que os organismos que podem investir maciçamente na proteção contra o envelhecimento não o fazem não porque lhes seja impossível maximizar tanto a proteção quanto a reprodução, mas porque seu nível de salvaguarda já é suficiente para alcançar esse objetivo.

Usando uma analogia, poderíamos nos perguntar: "É possível construir um avião capaz de voar por mais tempo sem que isso prejudique seu desempenho?".

Temos à disposição ao menos duas soluções:

1) O avião será capaz de voar por mais tempo, mas, para prevenir o desgaste, serão necessários mais combustível e mais manutenção para cada milha de voo.

2) O avião será capaz de voar por mais tempo, mas teremos de dotá-lo de uma tecnologia mais avançada, a fim de reduzir o desgaste; assim, não serão necessários nem mais combustível, nem mais manutenção.

Apliquemos esse exemplo à espécie humana: podemos consumir mais alimento (1) ou melhorar o modo como utilizamos o alimento do qual nos nutrimos; assim, conseguiremos nos proteger melhor e fazer com que nosso corpo funcione corretamente por mais tempo (2). Poderia não haver nenhuma razão para fazê-lo, pois o envelhecimento e a morte aos 80 anos já garantem que a espécie humana continue a se reproduzir, mas a verdadeira pergunta à qual teríamos de responder é a seguinte: é possível, para a maior parte dos organismos, melhorar ainda mais os próprios sistemas de proteção e de reparação, desacelerando o envelhecimento, ou já alcançamos o máximo nível de proteção?

É muito provável que as coisas não se deem desse modo e que seja possível melhorar os sistemas ou fazer com que eles funcionem por mais tempo; nesse caso, o corpo humano não começaria a sofrer um declínio decisivo aos 40-50 anos, e sim, suponhamos, aos 60-70. Essa é a "longevidade programada": uma estratégia biológica evoluída para poder influir sobre a longevidade e sobre a saúde por meio de estratégias de proteção e regeneração.

Nos últimos dez anos, esse tema foi muito discutido, e sempre me posicionei em favor do envelhecimento e da longevidade programados, opondo-me a outros especialistas que sustentavam as teorias evolucionistas mais tradicionais, como a do "soma descartável". Ao final de dois desses debates, respectivamente no Texas e na Califórnia, pediram que a plateia se colocasse a favor de uma ou outra posição. Em ambos os casos, embora eu tivesse conseguido convencer a quase metade das pessoas, perdi, talvez porque as teorias da evolução normalmente aceitas sejam vistas como dogmas, e a maioria dos cientistas se recusa a levar em conta outras possibilidades.

Longevidade programada e "juventologia"

Essas discussões sobre o envelhecimento empolgam muitos estudiosos, mas como nos ajudam a viver por mais tempo com boa saúde? Minha teoria da longevidade programada é fundamental nesse sentido, pois sustenta que entender como e por que envelhecemos não é tão importante quanto entender como permanecer jovem: por isso, criei o termo "juventologia", ou seja, o "estudo da juventude".

É bem provável que vocês perguntem: "Qual a diferença?". Há uma bela diferença, respondo. Quando vocês tentam entender por que um carro se torna velho, podem examinar o motor e concluir que, com o passar do tempo, oxidou-se e, portanto, para fazê-lo durar mais, é preciso adicionar antioxidantes ao combustível ou ao óleo do motor. Como dito antes, é basicamente o mesmo que a teoria dos radicais livres sugere para aumentar a longevidade com boa saúde e é um dos métodos para retardar o envelhecimento que encontram maior apoio por parte dos cientistas.

No entanto, se o seu objetivo é fazer com que o motor funcione por muito mais tempo, vocês poderiam programá-lo não apenas para que se deteriore mais devagar, mas também para que se reconstrua periodicamente ou para que as peças possam ser substituídas a intervalos regulares. O motor do nosso corpo "envelhece" em ambos os casos, mas, se for programado para durar mais tempo, ativará mecanismos de proteção, reparação e substituição para se manter jovem e funcional. Essa é a diferença entre a atual abordagem "gerontológica" e a que considero mais eficaz, a "juventologia", baseada na ciência que estuda e explica como permanecer jovem. Neste e nos próximos capítulos, apresentarei as estratégias, em geral alimentares, que podem promover esses efeitos de proteção, regeneração e rejuvenescimento. Darei destaque sobretudo à descoberta do nexo entre nutrientes e genes da longevidade e aos sistemas para reprogramar nosso corpo, a fim de que se mantenha saudável e, portanto, permita-nos viver com saúde por mais tempo.

A descoberta dos genes e dos sistemas do envelhecimento

Mencionei o fato de que, para manter um organismo jovem, temos de agir sobre seu "programa de longevidade". No entanto, se não conhecermos os mecanismos moleculares da longevidade, torna-se quase impossível reprogramar um organismo para que ele viva mais tempo, assim como é quase impossível tornar mais eficaz um programa de computador sem ser engenheiro eletrônico e um profundo conhecedor da linguagem de programação. Assim, em 1992, cheguei à UCLA de Los Angeles, uma das pátrias da pesquisa sobre a longevidade, pronto para suspender minha carreira de guitarrista de *rock* (embora, pelos três anos que se seguiram à minha graduação, eu tenha continuado a tocar, viajando pela Costa Oeste) e me dedicar à genética e à bioquímica da longevidade. Provavelmente influenciadas pelo desejo de eterna juventude por parte das estrelas de Hollywood, as duas universidades rivais da "City of angels" convocaram verdadeiros gigantes no campo do envelhecimento: o conhecido patologista Roy Walford, doutor em medicina (na UCLA), e o neurobiólogo Caleb Finch, Ph.D. (na USC, Universidade do Sul da Califórnia). Para o meu doutorado, escolhi Walford.

Na UCLA, estudei o efeito da restrição calórica, ou seja, o efeito retardante de uma redução diária de 30% das calorias sobre o envelhecimento do sistema imunológico e de outros sistemas tanto em camundongos quanto no ser humano. Contudo, Roy Walford e eu nos comunicávamos exclusivamente por videoconferência, pois ele havia decidido fechar-se por dois anos junto com outras sete pessoas em uma espécie de clausura voluntária, em um lugar chamado Biosfera 2, em pleno deserto do Arizona. Fizeram isso como parte de um projeto que tinha como objetivo entender se e como o ser humano pode permanecer em um ambiente hermeticamente fechado por anos, produzindo todo o alimento que consome; uma espécie de experimento tanto para estudar o ser humano em um ambiente altamente regulado quanto, talvez, para identificar um sistema que pudesse ser usado para bases espaciais. Quando os oito aventureiros saíram de lá, fui cumprimentá-los. Seguindo Walford e suas teorias, impuseram-se – ou melhor, Walford impôs a eles – a redução drástica do consumo de calorias por quase dois anos: a magreza deles chegava a assustar, e me pareceram as pessoas mais irritadas que já encontrei.

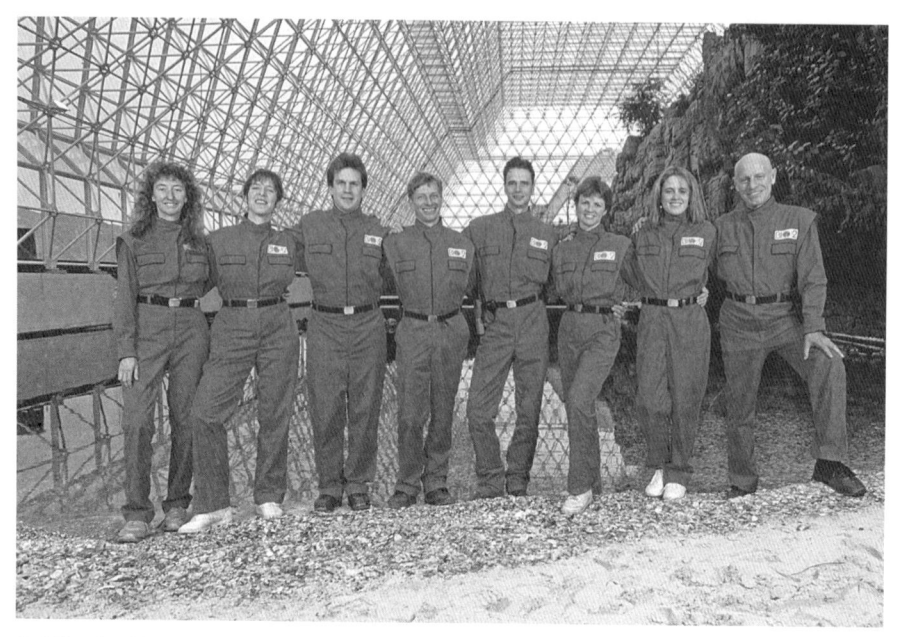

2.1 Roy Walford e os "Biospherians" no início de seu experimento.

Ao final de dois anos animadores, mas com poucos resultados, no laboratório de Walford, eu me senti impotente diante do enorme muro que me separava dos segredos do envelhecimento. As pesquisas com camundongos e homens eram interessantes, mas esses organismos eram complexos demais para permitir identificar em tempos relativamente breves os genes responsáveis pelo envelhecimento e compreender como agiam: dois resultados necessários para conseguir traduzir as descobertas em estratégias capazes de fazer com que as pessoas vivam por mais tempo e com saúde.

A extrema simplificação da abordagem da restrição calórica crônica, os rostos irritados dos recém-saídos da Biosfera 2 e o fracasso do experimento em camundongos me fizeram concluir, em 1992, que estudar roedores talvez não fosse o melhor modo para entender como funciona o envelhecimento. Assim, decidi adotar uma abordagem reducionista. Passei para o Departamento de Bioquímica e comecei a estudar o envelhecimento das leveduras usadas na panificação:

simples organismos unicelulares, que permitiam a mim e a outros estudar a linguagem da vida, do envelhecimento e da morte, partindo das moléculas.

Quando pensamos em levedura, logo nos vêm à cabeça o pão e a cerveja, mas o *Saccharomyces cerevisiae* (levedura usada na panificação) também é um dos organismos mais estudados pelos cientistas. É simples (formado por uma única célula), econômico, fácil de estudar (alguns cientistas realizam parte de seus experimentos em casa) e fácil também de modificar geneticamente (pode-se remover ou acrescentar sem dificuldades um ou mais de seus cerca de 6 mil genes).

No entanto, ao passar dos camundongos para a levedura, eu correria um grande risco: talvez descobrisse como a levedura envelhece, mas os resultados de minhas descobertas poderiam revelar-se irrelevantes em relação ao envelhecimento do ser humano. De fato, isso era o que pensavam quase todos os colegas que trabalhavam com camundongos e seres humanos. Não obstante, junto com um pequeno grupo de cientistas, a maior parte nos Estados Unidos, decidi que o percurso mais simples para compreender o envelhecimento no ser humano seria identificar o gene que regula o envelhecimento nos organismos simples, para depois voltar aos camundongos e ao ser humano.

Meu primeiro passo consistiu em individuar uma nova abordagem científica. Desse modo, elaborei um método que chamei de "vida cronológica da levedura" e o usei para identificar os genes que desempenhavam um papel de primeiro plano no envelhecimento. Era o ano de 1994, e ninguém havia ainda identificado um gene que regulasse o processo de envelhecimento em um organismo. Graças aos esforços de Tom Johnson, da Universidade do Colorado, e de Cynthia Kenyon, da UCSF de São Francisco, sabíamos que os genes podiam estender a vida dos vermes, mas ignorávamos de que genes se tratava e o que faziam.

Com três prêmios Nobel e muitos membros da Academia Nacional de Ciências dos Estados Unidos atuando em seus laboratórios, a UCLA era um paraíso para qualquer cientista. Ao meu redor estudavam grandes geneticistas, bioquímicos e biólogos moleculares, todos dispostos a dar sua contribuição, usando técnicas, células e materiais necessários para descobrir por que e como os organismos envelhecem. Nem foi preciso bater às portas, pois as de todos os professores, incluídos os premiados com o Nobel, estavam quase sempre abertas.

No entanto, não declarávamos abertamente que estávamos estudando o envelhecimento, pois todos pensavam que fosse um tema estranho, para não dizer um pouco maluco. Quando me perguntavam no que eu estava trabalhando, eu respondia "bioquímica dos radicais livres", porque com ela não havia problemas. Graças à simplicidade do organismo e às avançadas tecnologias genéticas, celulares e moleculares disponíveis para a levedura, em apenas um ano, transcorrido no laboratório de química de Joan Valentine e da geneticista Edie Gralla, fiz duas importantes descobertas usando meu novo método para estudar o envelhecimento nas leveduras:

1) Quando eu as "deixava com fome", transferindo-as de um líquido rico em açúcares e outras substâncias nutritivas para apenas água, as leveduras viviam o dobro.

2) O açúcar era o nutriente que as fazia envelhecer mais rapidamente e morrer, ativando os genes Ras e PKA e inativando fatores e enzimas que protegiam as leveduras da oxidação.

No breve período transcorrido no Departamento de Bioquímica, graças a um organismo extremamente simples, identifiquei não apenas o primeiro gene que regula o processo de envelhecimento, mas toda a via metabólica.

O sistema era tão simples e novo que a comunidade científica custou a acreditar e teve dificuldade para aceitar tanto a "cronologia da levedura" quanto a descoberta da via metabólica do açúcar, que favorecia o envelhecimento. Quando propus publicar a pesquisa na importante revista americana *Cell*, os revisores responderam: "Interessante, mas não acreditamos nisso", e o que meus orientadores e eu sabíamos constituir uma descoberta excepcional acabou sendo publicada apenas na minha tese de doutorado e em outras duas publicações, que permaneceram relativamente desconhecidas por algum tempo. Joan Valentine, minha chefe, dizia-me sempre: "Veja, Valter, você está tendo problemas para publicar esses estudos porque fala de coisas que estão cinco anos à frente, e ninguém entende do que você está falando. É muito mais fácil publicar coisas que são assunto hoje ou a continuação do que foi descoberto ontem". Mais ou menos no mesmo período, Cynthia Kenyon, da UCSF, e Gary Ruvkun, de Harvard, publicaram suas descobertas sobre o daf-2 e outros genes que regulam o envelhecimento nos vermes, em uma série de descobertas que foram retomadas pelos meios de comunicação de massa de todo o mundo. Já a mim coube permanecer no banco de reserva e esperar por cinco anos até chegar minha vez, justamente como havia dito Joan.

Em 1996, Tom Johnson, que estava tentando identificar um gene desconhecido, responsável por fazer com que os vermes vivessem mais tempo, demonstrou interesse pela minha descoberta e me convidou para apresentar meus dados sobre a "via metabólica do açúcar" na Conferência Gordon sobre a Biologia do Envelhecimento, da qual participavam todos os maiores estudiosos especializados na biologia do envelhecimento. Quando terminei minha apresentação, na sala não voava nem uma mosca sequer, e até mesmo Tom Johnson deve ter se perguntado se não havia cometido um erro ao me convidar. As estrelas da disciplina, que depois se tornariam meus colegas e amigos, examinavam-me com uma expressão que significava mais ou menos: "Quem é esse estudante e do que ele está falando?". Contudo, motivado pelas semelhanças entre minhas descobertas sobre leveduras e as de Johnson, Kenyon e Ruvkun sobre os vermes, publiquei o primeiro artigo, no qual postulava que muitos, senão todos os organismos, envelhecem de modo parecido e que os genes e a "estratégia molecular" para prolongar a vida devem ser análogos, senão idênticos.

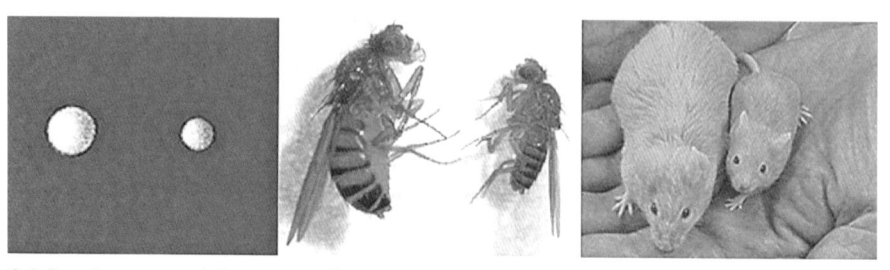

2.2 *Leveduras, mosquinhas e camundongos anões com mutações semelhantes têm uma longevidade recorde.*

No entanto, foram necessários mais seis anos até que meus dados sobre os genes ativados pelos açúcares fossem publicados na revista *Science*, junto com a descoberta do meu laboratório na USC dos genes do envelhecimento, ativados por aminoácidos e proteínas (Tor-S6K). Depois, foram necessários mais oito anos para que diversos laboratórios confirmassem experimentalmente os dados sobre os camundongos, e mais dez para que meu laboratório fornecesse a primeira prova de que os mesmos genes e as mesmas vias metabólicas protegem também os seres humanos das doenças ligadas ao envelhecimento, com base em um estudo realizado com um grupo de pessoas afetadas por nanismo, que vivem no Equador e não dispõem do receptor do hormônio do crescimento (Figura 2.3).

Iniciei a pesquisa no Equador em 2006, quando Pinchas Cohen me disse que, se eu quisesse estudar pessoas com deficiências no receptor do hormônio do crescimento (síndrome de Laron), eu teria absolutamente de entrar em contato com Jaime Guevara, médico endocrinologista que acompanhava cerca de cem casos dessa síndrome, manifestados no Equador. Passaram-se dez anos desde que o convidei a ir para Los Angeles pela primeira vez para falar dos pacientes que ele acompanhou por trinta e cinco anos. Nesse meio-tempo, Jaime e eu publicamos uma série de estudos sobre a população afetada pela síndrome de Laron, que, graças a artigos do *New York Times*, bem como a jornais e emissoras de televisão, tornou-se famosa em todo o mundo. Em 2011, publicamos o estudo mais importante sobre eles, no qual se demonstrava a incidência de uma taxa baixíssima de câncer e diabetes nesses indivíduos (Figura 2.4), apesar de uma alimentação e de um estilo de vida péssimos. Depois de terem ouvido jornalistas falar deles como pessoas imunes às doenças, muitas vezes eles comentam, enquanto fumam e comem enormes pratos de fritura: "Seja como for, somos imunes".

Esse estudo foi a primeira verdadeira demonstração da minha teoria sobre a conservação do envelhecimento, na qual eu propunha que genes semelhantes ou iguais controlavam o envelhecimento em organismos simples, como as leveduras, e nos mais complexos, incluindo o ser humano. Guevara, eu e um dos pacientes Laron fomos convidados a apresentar nossas descobertas até no Vaticano, onde deveríamos encontrar o papa Bento XVI, mas, pouco antes de chegarmos a Roma, o papa decidiu deixar seu cargo. Para mim, o Equador e especialmente as áreas remotas dos Andes no sul do país, onde vivem muitos desses pacientes, tornou-se um lugar mágico, para o qual retorno sempre que posso. Brigo sempre com Jaime, mas estreitamos uma proveitosa colaboração e uma forte amizade.

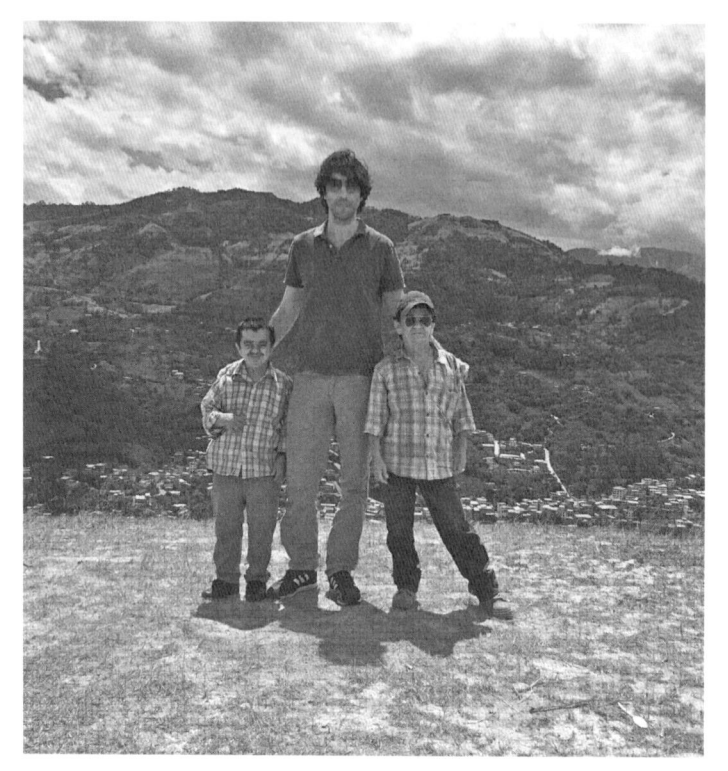

2.3 *Foto tirada no Equador com duas pessoas que sofrem da "síndrome de Laron".*

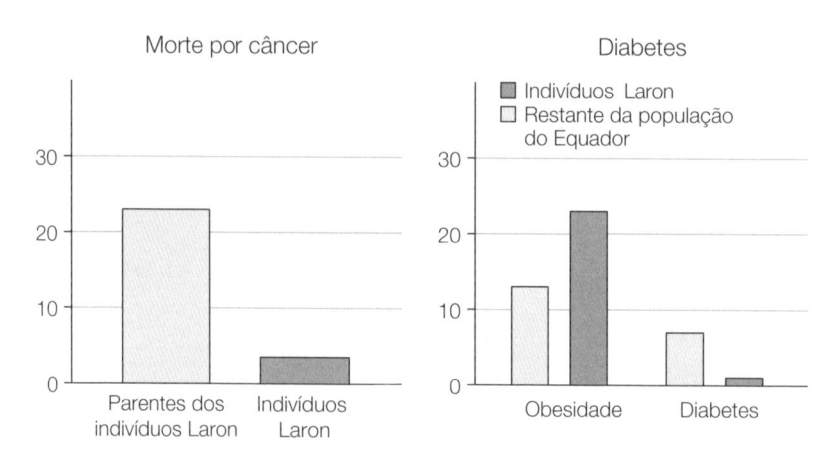

2.4 *Os indivíduos com mutações no receptor do hormônio do crescimento (GHR) são protegidos de doenças.*

O nexo nutrientes-genes-envelhecimento-doenças

Define-se como "fator de risco" (por exemplo, o excesso de colesterol ou a obesidade) algo que possa influenciar a probabilidade de contrair determinada doença ou de morrer. Demonstrou-se que a obesidade é um fator de risco para o diabetes porque pode aumentar em cinco vezes a possibilidade de desenvolvê-lo. Mesmo acreditando que a má alimentação, a vida sedentária ou a composição genética herdada de nossos pais sejam importantes "fatores de risco", ficou demonstrado que o maior fator de risco para contrair doenças como câncer, distúrbios cardiovasculares, mal de Alzheimer e muitas outras é o envelhecimento. De acordo com um dado recente, a probabilidade de uma mulher de 20 anos adoecer de câncer de mama nos dez anos seguintes é de uma em duas mil; esse número sobe para uma em 24 para as mulheres de 70 anos e, portanto, aumenta quase cem vezes.

Portanto, visto que a idade é o principal fator de risco para contrair todas as doenças mais graves, intervir no envelhecimento é, decididamente, melhor do que tentar prevenir e tratar todas as principais doenças de maneira individual.

Nos camundongos, que vivem dois anos e meio, os tumores começam a aparecer aproximadamente após um ano e meio de idade, e nas pessoas, que vivem em média oitenta anos, a maior parte dos tumores surge após os 40, portanto, grosso modo, por volta do mesmo período em relação à duração da vida. Por conseguinte, podemos influenciar a possibilidade do desenvolvimento de muitas doenças agindo no "programa de longevidade", e hoje sabemos que podemos fazê-lo orquestrando os principais reguladores desse programa mediante a alimentação. A figura abaixo mostra como os açúcares, as proteínas e os aminoácidos influem sobre os genes e a via metabólica, já amplamente aceitos como aceleradores do envelhecimento: Tor-S6K, GH-IGF-1 e PKA. Para reprogramar e maximizar a longevidade no corpo humano, temos de continuar a estudar como os vários regimes alimentares controlam esses genes e, consequentemente, o programa de longevidade e todas as patologias associadas ao envelhecimento.

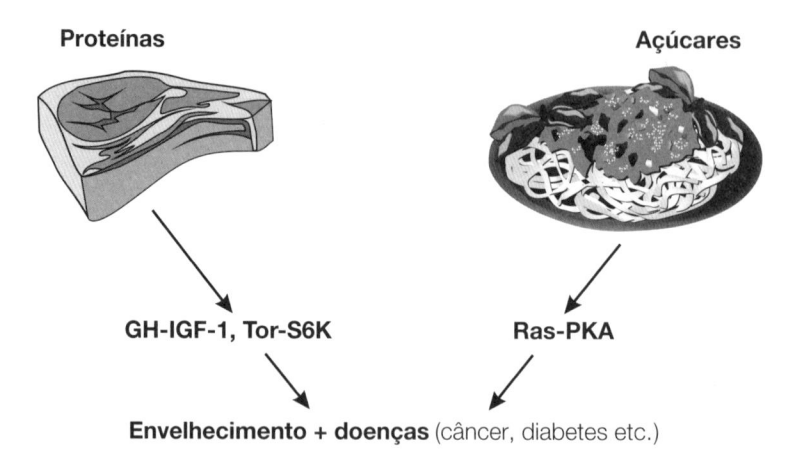

Proteínas → GH-IGF-1, Tor-S6K

Açúcares → Ras-PKA

→ **Envelhecimento + doenças** (câncer, diabetes etc.)

2.5 *A regulação do envelhecimento e das patologias por meio das vias metabólicas, ativadas pelas proteínas e pelos açúcares.*

A estratégia escolhida por mim e por outros pesquisadores para começar a compreender a biologia genética e molecular da longevidade a partir dos organismos simples se mostrou bem-sucedida; porém, para alcançar o objetivo, foram necessários muitos anos de trabalho duro por parte de um grupo composto, em sua maioria, por geneticistas e biólogos moleculares pertencentes a diversas universidades, entre as quais UCLA, USC, MIT, Harvard, UCSF, Brown e University College de Londres.

Do envelhecimento aos desafios da medicina

Minha segunda paixão, que encontrou um meio de se expressar no período transcorrido com Walford no hospital da UCLA, era usar a bioquímica para resolver problemas médicos. Como bem sabe quem atua na área médica, para otimizar a prevenção e o tratamento das doenças é necessário conhecer suas causas em nível molecular e celular e compreender como restaurar o funcionamento pleno, correto e saudável de moléculas e células. Tentar tratar uma doença sem ter esses conhecimentos é como experimentar consertar um automóvel sem saber como funciona o motor ou as instalações elétricas, mas com uma enorme diferença: consertar um automóvel ou um avião é relativamente simples, pois quem constrói automóveis e aviões somos nós e, portanto, sabemos muito bem como funcionam, mas não somos nós que construímos o corpo humano, e ainda estamos longe de entender com precisão como ele funciona.

Sempre pensei que, aplicando nossos conhecimentos bioquímicos à medicina, poderíamos não apenas fazer muito pelos pacientes, mas também fazê-lo com muito mais rapidez e menos despesas.

Alguns anos depois, graças à pesquisadora Lizzia Raffaghello, tive a oportunidade de conhecer crianças com câncer no Hospital Infantil de Los Angeles. Lizzia mostrou-se perplexa ao saber que minhas pesquisas tinham por objetivo final estender a vida e fazer com que as pessoas permanecessem saudáveis até os 100 anos, enquanto no hospital onde ela trabalhava muitas crianças não conseguiriam completar nem mesmo 10.

Entre elas havia uma menina que vinha do sul da Itália. Após ter considerado a possibilidade de isolar as células do seu neuroblastoma para examiná-las em laboratório e entender qual terapia poderia se mostrar mais eficaz, tivemos de nos render à realidade de que esse tipo de pesquisa não era permitido no hospital nem no meu departamento. A menina acabou voltando para a Itália e morreu. Nunca vou me esquecer da atenção com a qual ela observava seu soro, com a seriedade e a maturidade de uma enfermeira que se certificava de que sua administração estava correta.

Dividi meu laboratório em duas áreas de interesse correspondentes a dois objetivos diferentes: uma equipe de pesquisadores continuaria a trabalhar na bioquímica e na genética do envelhecimento, e a outra teria a missão de resolver problemas médicos mediante estratégias baseadas no que estávamos aprendendo sobre a proteção das células: estratégias que não eram difíceis de cumprir e que poderiam encontrar uma rápida aplicação clínica. O resultado foram as nossas descobertas sobre a diferente resistência e sensibilização ao estresse, que utilizam o jejum prolongado para fazer com que as células saudáveis assumam uma modalidade de alta proteção, tornando, ao mesmo tempo, as células tumorais altamente vulneráveis à quimioterapia e a outras terapias antitumorais (como explicarei melhor mais adiante, no capítulo dedicado a esse tema), e outras estratégias aplicáveis ao diabetes, às doenças autoimunes, cardiovasculares e neurodegenerativas.

O Instituto de Longevidade da USC e o IFOM

Assim, minha viagem aos Estados Unidos em busca de glória como estrela do *rock* havia se transformado em uma aventura na descoberta dos segredos do envelhecimento e das doenças, na metrópole californiana na qual as pessoas sonham com a eterna juventude. A partir de 2001, a viagem continuou na USC de Los Angeles, onde sou professor de Gerontologia, Ciências e Neurociências Biológicas e onde cerca de cinco anos atrás fundei o Instituto de Longevidade da USC, que atualmente dirijo.

Graças ao trabalho pioneiro de muitas pessoas, mas sobretudo de Caleb Finch, a Escola de Gerontologia da USC, fundada em 1975, é o mais antigo e mais importante instituto no mundo dedicado exclusivamente à didática e à pesquisa sobre o envelhecimento. No Instituto de Longevidade atuam diversos membros da Faculdade, desde os cientistas puros até os clínicos, provenientes de diversos departamentos, unidos pela missão de manter as pessoas com saúde e fazer com que vivam pelo maior tempo possível.

Há dois anos, graças à duradoura colaboração entre mim e Brian Kennedy, presidente do Instituto Buck de Pesquisa sobre o

Envelhecimento e pioneiro na genética do envelhecimento, foi inaugurada uma parceria entre nossos dois institutos, outra peça central na pesquisa sobre o envelhecimento, com sede no norte de São Francisco. Unindo forças, um total de mais de quarenta cientistas e centenas de estudantes e pesquisadores se dedicam à biomedicina e ao envelhecimento. A pesquisa conduzida nesses centros nos permitiu alcançar um conhecimento muito mais profundo das bases e dos aspectos clínicos do envelhecimento e das doenças a ele ligadas.

Por fim, em 2014, fui nomeado diretor do Programa Oncologia & Longevidade no Instituto FIRC de Oncologia Molecular (IFOM) de Milão, um dos mais importantes institutos de pesquisa sobre câncer na Europa.

3
OS CINCO PILARES DA LONGEVIDADE

A revolução da longevidade

As dietas mais difundidas não levam em conta a razão mais importante para adotar uma delas: viver por mais tempo e "viver e morrer com saúde". Estamos tão habituados a associar a morte ao câncer, aos distúrbios cardíacos ou a outras doenças que pensamos que "morrer com saúde" é impossível. No entanto, essa é a promessa da "revolução da longevidade", da qual parte a pesquisa sobre organismos simples, camundongos, ratos, macacos e humanos. Com base na biogerontologia, na medicina preventiva e na pesquisa geriátrica, hoje sabemos que a vida – mesmo uma vida muito longa – não está, necessariamente, associada a doenças.

Os camundongos que, no laboratório, alimentamos de maneira diferente, vivem por mais tempo e adoecem menos, mesmo em idade avançada. Estudos de longo prazo em macacos submetidos a uma dieta com restrição calórica demonstram uma importante diminuição da incidência de doenças e, ao mesmo tempo, um prolongamento da vida, em conformidade com nosso recente estudo, que associa a elevada ingestão de proteínas ao câncer e a outras causas de mortalidade no ser humano. A tudo isso se acrescenta nossa descoberta de que, assim como acontece com os camundongos longevos sem o receptor do hormônio do crescimento, o grupo de equatorianos desprovidos do receptor do mesmo hormônio raramente desenvolve diabetes e câncer e poderia, do mesmo modo, ser protegido de outras doenças, mesmo tendo uma alimentação muito pobre e um estilo de vida sedentário. Portanto, o prolongamento da vida e a melhora da saúde dependem ou de uma "dieta da longevidade" específica, a ser seguida com dietas periódicas que imitam o jejum (ver Capítulos 4 e 6), ou de termos os "genes certos". Nos próximos capítulos, explicarei melhor essa conexão entre substâncias nutrientes, genes, longevidade e doenças.

Nos últimos anos, estudei as duas pessoas mais idosas da Itália: Salvatore Caruso, na época com 110 anos, e Emma Morano, com 116. Emma é a pessoa mais idosa do mundo e a mais idosa em termos absolutos na história da Itália.* Quando os conheci, ambos eram capazes de se lembrar de quase tudo de seu passado e de fazer muitas coisas sem precisar de ajuda. Infelizmente, ambos faleceram, mas tanto Salvatore quanto Emma – os meus heróis – são exemplos impressionantes de longevidade e saúde: Emma talvez exemplifique o efeito dos genes sobre a longevidade (embora sua dieta, de algumas décadas até sua morte, não era das mais saudáveis), e Salvatore, por sua vez, exemplifica o efeito da dieta.

A quem dar ouvidos?

A alimentação é o fator mais importante que podemos controlar e que exerce uma influência enorme sobre nossa possibilidade de viver até os 100 ou 120 anos com saúde, como Salvatore e Emma. É evidente que dar ouvidos às pessoas certas em matéria de alimentação pode ser crucial para a nossa vida e a das pessoas ao nosso redor. Portanto, é essencial determinar, em primeiro lugar, se quem se define "especialista" tem o grau correto de competência, antes de decidir se é realmente

* Emma Morano faleceu aos 117 anos no dia 15 de abril de 2017. (N. da P.)

qualificado para nos dizer o que comer ou não. Em um mundo no qual a internet ocupa uma posição central, a fonte de maior perigo para a nossa saúde é, provavelmente, o caos produzido pela ideia de que qualquer um pode dar conselhos sobre nutrição.

Recentemente, durante uma viagem de trem de Milão a Gênova, acabei me sentando em meio a um grupo de passageiros. Cada um deles defendia ter grandes conhecimentos em matéria de alimentação. Um genovês, administrador de condomínios já aposentado, sustentava que as omeletes de sua mulher eram a chave do seu peso ideal e da sua saúde; a senhora sentada ao lado dele objetou, dizendo que os ovos são cheios de colesterol e que o macarrão que ela fazia com abobrinha era muito mais saudável. Depois que todos os "especialistas" deram sua contribuição em matéria de alimentos, voltaram-se para mim e me perguntaram por que eu não dava a minha.

Pressionado, eu disse ao administrador aposentado: "Acho que o senhor deveria reduzir o número de ovos fritos por semana". Ele me respondeu: "O senhor é antipático, sabia?".

Na realidade, como todos nos nutrimos, muitos pensam que são especialistas no quesito "alimentação" e que podem influenciar os outros; porém, nunca acontece de ouvirmos: "Viajo muito de avião, portanto, poderia pilotar um" ou: "Adoeço com frequência, portanto, poderia ser médico". Há alguns dias, a mãe de um menino me perguntou o que eu achava que ela e seu filho deveriam comer para permanecerem saudáveis. Nem esperou que eu terminasse de responder e afirmou: "Acho que a melhor coisa é comer de tudo na medida certa".

Mas o que significa "na medida certa"? Perguntei a ela: "A senhora viajaria em um avião que a senhora mesmo projetou ou em um produzido por um engenheiro que trabalha no aeroporto da sua cidade?". Ela sabia que a resposta certa em ambos os casos era "não". A maior parte dos aviões é projetada por equipes de engenheiros selecionados no mundo inteiro, que trabalham para empresas como a

Boeing ou a Airbus, usando tecnologias que remontam aos irmãos Wright e até mesmo a Leonardo Da Vinci. "Por que, então, acha certo tomar decisões fundamentais, das quais poderia depender a possibilidade de a senhora e seu filho adoecerem de câncer, diabetes, distúrbios cardiovasculares e de muitas outras doenças, baseando-se na ideia de que é preciso 'comer na medida certa'?"

Durante o curso sobre nutrição e longevidade que dou na universidade, sempre pergunto a meus alunos: "Quantas calorias tem um brioche?". A maioria pensa que se trata, mais ou menos, de 100 a 150 calorias; na realidade, um brioche costuma fornecer de 250 a 500 calorias, senão mais. Quando comecei a dirigir ensaios clínicos que envolviam centenas de pacientes, aos quais se dizia o que comer, notei que a maior parte deles não fazia ideia do que tínhamos em mente quando lhes dizíamos coisas como: "Vocês têm de comer 0,8 grama de proteína por quilo de peso corporal ao dia". Mesmo jornalistas especializados em medicina me confessaram diversas vezes que não tinham entendido se eu queria dizer que todos os dias tinham de ingerir 50 gramas de proteínas ou 50 gramas de alimento que contivesse proteínas. Eu queria dizer proteínas, e não alimento que contém proteínas, e esse mal-entendido aparentemente banal poderia fazer com que uma pessoa ficasse malnutrida e potencialmente doente, pois 50 gramas de grão-de-bico contêm cerca de 5 gramas de proteína ou cerca de 10% da necessidade diária de proteínas.

Também compreendi que "medida certa" não significa nada, porque a maior parte das pessoas não sabe quantas calorias os alimentos contêm nem o que significa "medida certa" no que se refere a ingredientes ou combinações de ingredientes. Seria difícil sustentar que uma alimentação que prevê todos os dias um copo de leite, dois ovos, um bife pequeno, um peito de frango, um pedaço de queijo, algumas cenouras, macarrão e um pedaço de bolo não esteja "na medida certa";

porém, é um exemplo de alimentação pouco saudável, que confere aos Estados Unidos um dos recordes mundiais no surgimento de doenças. A estratégia mais eficaz para identificar a melhor alimentação visando à longevidade é encontrar um ou mais livros de verdadeiros especialistas nas disciplinas que, como veremos em breve, constituem os cinco pilares da longevidade e explicam o que teríamos de comer e por quê, e um médico qualificado ou um biólogo nutricionista que aplique esse tipo de alimentação.

Sempre lembramos que não é tarefa do médico ou do nutricionista/dietista superar o especialista, assim como o trabalho do engenheiro do aeroporto não é fazer mudanças no avião em que viajamos. A tarefa do médico ou do nutricionista/dietista é nos ajudar a selecionar o especialista ou os especialistas e a pôr a dieta em prática, assegurando-se de que não há razões de saúde que nos impeçam de segui-la – uma condição/doença preexistente, uma intolerância ou outros motivos válidos. Portanto, vale a pena escolher com calma um "especialista em nutrição", mas também um médico ou nutricionista/dietista, do mesmo modo como quando temos de comprar um carro novo ou mudar de casa, e assegurar-nos de que são confiáveis. É preciso buscá-los com a máxima atenção, pois realmente podem fazer a diferença: também dependerá deles se nós e os membros de nossa família pertenceremos ou não aos 40% de pessoas às quais será diagnosticado um câncer ou aos 50% aos quais, se tivermos a sorte de chegar aos 90 anos, será diagnosticada uma demência.

O fato de estar lendo este livro já coloca você, leitor, no caminho certo; continue assim, buscando opiniões de especialistas que: 1) sejam médicos ou pesquisadores especializados em áreas que tenham a ver com nutrição (nutricionistas, bioquímicos, médicos residentes etc.); 2) tenham cargos em importantes universidades e instituições e, portanto, uma posição e uma reputação a zelar e manter e possam sofrer um grave prejuízo se cometerem erros ou sustentarem teses insuficientemente comprovadas; 3) sejam especialistas em diversas áreas de estudo e de experimentação, sobretudo nos cinco pilares (dos quais falarei em detalhes mais adiante); 4) participem diretamente da pesquisa ou da atividade clínica no maior número possível das disciplinas mencionadas.

Essa estratégia nada tem de novo; as universidades de maior prestígio, por exemplo, valem-se somente ou na maioria das vezes de docentes que também são especialistas e pesquisadores e confiam a eles cursos estritamente relacionados à área de pesquisa na qual se sobressaem.

Talvez esse possa parecer um critério de seleção que me beneficia, baseado em minha opinião interessada. Claro que é, mas essa opinião se baseia, por sua vez, nos muitos anos que passei trabalhando com alguns dos cientistas e médicos mais qualificados do mundo na pesquisa sobre nutrição e envelhecimento (sobretudo Roy Walford e Caleb Finch), fazendo cursos e pesquisas em algumas das mais importantes universidades e clínicas e publicando os resultados nas principais revistas científicas.

Nos próximos capítulos, apresentarei minhas diretrizes sobre a alimentação em quatro pontos, que são:

1) Alimentação cotidiana (dieta vegana de baixo teor de proteínas com acréscimo de peixe).
2) Frequência das refeições (duas vezes por dia para quem tiver problemas de peso e menos de 65 anos).
3) Limitação do horário das refeições (comer no período de 12 horas).
4) Submeter-se periodicamente a uma dieta que imita o jejum (DMD, *Dieta Mima-Digiuno*).

Tentei fundamentar grande parte das recomendações deste livro não nas minhas opiniões, mas nos cincos pilares da longevidade; portanto, a partir de comprovações sólidas, coerentes, que se apoiam em uma base científica e clínica. Não falarei de "dieta" nem de "tratamento milagroso" e tentarei tomar distância das "dietas da moda", que prometem perda de peso. A alimentação para a longevidade com boa saúde requer certo esforço, mas, em longo prazo, é muito mais simples de ser seguida do que se imagina e, em muitos casos, traz mais benefícios do que os medicamentos, considerando sua eficácia, mas também os efeitos colaterais.

O que me deixa tão confiante são os resultados positivos, encontrados em milhares de pacientes que acompanhei, pessoalmente ou por meio dos estudos de pesquisa de base, clínicos, genéticos e epidemiológicos. Também estou confiante porque a maioria das minhas recomendações para a dieta cotidiana corresponde aos hábitos alimentares das populações com longevidade recorde. De fato, tanto eu quanto outros jornalistas e especialistas, como Dan Buettner e Craig Wilcox, estudamos as chamadas "zonas azuis", áreas do mundo caracterizadas por boa saúde e longevidade recorde, e constatamos que a alimentação constitui um componente fundamental desses resultados.

Por fim, é importante deixar claro que a maior parte das minhas indicações preventivas e terapêuticas se baseia em comportamentos alimentares (o jejum e as dietas que imitam o jejum) que trazem suas origens de práticas religiosas muito antigas, mas também do jejum forçado, imposto por condições prolongadas de carência de alimentos, nas quais evoluíram tanto a espécie humana quanto aquelas das quais ela deriva.

Os cinco pilares da longevidade saudável

Quando se fala em alimentação, a maior parte das pessoas, bombardeadas com notícias sobre quais alimentos são saudáveis e quais não são, acaba se desencorajando. Quer se trate de gorduras, proteínas e carboidratos, quer de alimentos individuais, como ovos ou café, tudo já foi amplamente descrito pela imprensa científica e pela mídia ora como "bom", ora como "ruim". É claro que precisamos de um método eficaz para filtrar esse ruído de fundo e dele extrair informações que não sejam passíveis de mudar de um dia para o outro.

Em resposta a essa exigência, proponho uma estratégia baseada no que chamo de cinco pilares da longevidade saudável. A estratégia se funda nas descobertas de cada uma das cinco disciplinas que encontrei na minha atividade de ensino e como pesquisador. 1) Comecei trabalhando em camundongos e em modelos humanos no laboratório de Walford, depois descobri como um organismo unicelular muito mais simples (a levedura) pode nos ajudar a resolver problemas médicos em humanos, fornecendo informações tanto sobre os aspectos moleculares quanto sobre aqueles ligados a princípios fundamentais da evolução. 2) Em seguida, iniciei e publiquei minhas primeiras pesquisas de tipo epidemiológico, dando-me conta da enorme importância dessa abordagem, baseada na compreensão das consequências dos comportamentos de populações inteiras. 3) Posteriormente, estudei as populações do Equador, do sul da Itália e de outras regiões com longevidade recorde, valendo-me dos trabalhos de colegas que estudam outras populações análogas, e assim obtive outro pilar. 4) O pilar seguinte é fruto dos meus ensaios clínicos com grupos de controle. 5) Já o último, derivado do meu interesse pelo reducionismo e pela física, nasce da necessidade de simplificar o máximo possível a complexidade do corpo humano, identificando máquinas complexas que possam servir de modelo para nos fornecer informações sobre as funcionalidades e as disfuncionalidades de seus órgãos e sistemas.

Portanto, o método dos cinco pilares se baseia no uso de cinco áreas de pesquisa para determinar se um nutriente ou uma combinação de nutrientes é positivo ou negativo para a saúde e para identificar a combinação de alimentos ideais para otimizar a longevidade saudável. Os pilares que descreverei em detalhes neste capítulo são: 1) a pesquisa de base e a juventologia/biogerontologia; 2) a epidemiologia; 3) os estudos clínicos; 4) o estudo dos centenários e 5) o estudo dos sistemas complexos.

Antes de recomendar uma dieta ou o componente de uma dieta, qualquer especialista deveria levar em consideração o maior número possível de informações a partir dessas áreas de pesquisa; melhor ainda, deveria estar diretamente envolvido na pesquisa de cada uma delas. Muitas estratégias alimentares e muitas das dietas mais adotadas e populares não são corretas ou o são apenas em parte, porque em geral se baseiam em um ou, no máximo, alguns dos cinco pilares: podem ser úteis para uma condição particular ou para um distúrbio, mas também podem influenciar negativamente outros aspectos ou proteger as pessoas de meia-idade, mas fazer mal aos idosos. Um exemplo: na maioria dos casos, uma dieta com alto teor de proteínas e gorduras, mas pobre em carboidratos terá como consequência a perda de peso, mas poderia agravar alguns fatores de risco, além de estar associada a uma maior incidência de câncer e, de modo geral, de morte.

Portanto, o sistema dos cinco pilares é um método que permite filtrar milhares de estudos sobre a longevidade e sobre as doenças e lançar bases muito mais profundas e sólidas para decidir o que e o quanto comer, reduzindo ao mínimo a relevância das mudanças no estilo alimentar das pessoas. Se as escolhas se basearem nos cinco pilares, dificilmente se mostrarão incorretas ou serão invalidadas por novas descobertas.

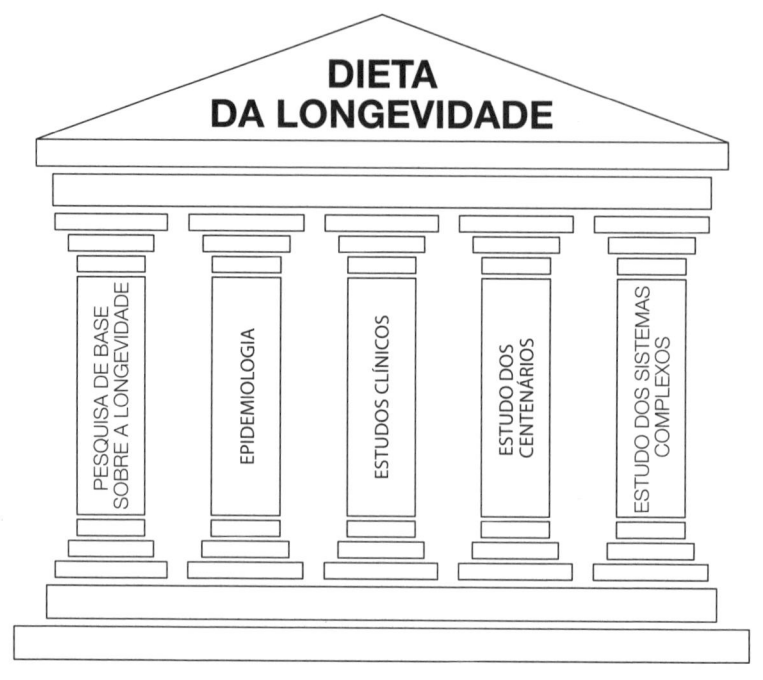

3.1 Os cinco pilares da longevidade.

1) **A pesquisa de base e a juventologia/biogerontologia.** Se não compreendermos de que modo nutrientes como proteínas e açúcares influenciam o funcionamento das células, o envelhecimento, os danos relacionados à idade e a regeneração, dificilmente seremos capazes de determinar o tipo e a quantidade de nutrientes necessários para otimizar a longevidade com boa saúde. Sem os estudos sobre organismos mais simples, que permitem estabelecer se certa alimentação pode determinar a longevidade saudável, é difícil traduzir as descobertas de base em estratégias válidas para o ser humano.

2) **A epidemiologia.** Essa disciplina estuda as causas de doenças nas populações. O estudo das populações e dos fatores de risco para as patologias é fundamental para pôr à prova as hipóteses da pesquisa de base. Um exemplo: se o excesso de

açúcares incentiva o acúmulo de gordura abdominal e a resistência à insulina, a pesquisa epidemiológica deveria confirmar que as pessoas que consomem uma grande quantidade de açúcares apresentam uma ampla circunferência abdominal e um maior risco de adoecer de diabetes.

3) **Os estudos clínicos.** As hipóteses formuladas pelas pesquisas de base e epidemiológicas devem ser testadas mediante estudos clínicos randomizados e controlados com placebo. Esse é o padrão-ouro requerido para demonstrar sua eficácia. Por exemplo, pede-se a um grupo de indivíduos pré-diabéticos que consome grandes quantidades de açúcar para se submeter à experiência sem alterar sua alimentação, mas ingerindo menos açúcares e, ao mesmo tempo, pede-se a outro grupo de indivíduos (o grupo de controle) para manter a alimentação ou reduzir o consumo de gorduras em medida correspondente à redução de calorias do grupo "de açúcar reduzido".

4) **O estudo dos centenários.** Mesmo quando temos à disposição dados obtidos com os estudos de base, epidemiológicos e clínicos, não temos certeza se a dieta e/ou o nutriente são seguros e dão benefícios e longevidade em longo prazo, tampouco se agradam o suficiente para que as pessoas os adotem e continuem a usá-los. Os estudos conduzidos em diversas populações de centenários em todo o mundo nos permitem obter mais dados duradouros para apoiar a segurança, a eficácia e a aceitação de determinada linha de conduta alimentar (por exemplo, uma dieta com baixo teor de açúcares).

5) **O estudo dos sistemas complexos,** como os automóveis. Esse último pilar integra os outros quatro tomando como referência sistemas complexos. Descrevi como os açúcares podem prejudicar a saúde, mas, na verdade, eles são os

nutrientes mais importantes para o corpo humano: o açúcar é para o corpo o que a gasolina é para o automóvel, e assim como o combustível é a fonte de energia de um veículo, os açúcares são a maior fonte de energia do corpo humano. Portanto, o problema não são os açúcares, mas sua ingestão em excesso e o fato de que sua combinação com as proteínas e com certos tipos de gordura contribui direta e indiretamente para o surgimento de doenças, mediante a ativação de genes do envelhecimento, da resistência à insulina e da hiperglicemia. O estudo dos sistemas complexos permite analisar um problema que diz respeito a nós, seres humanos, usando uma abordagem mais próxima da engenharia, que leva em consideração as interações entre alimento, deterioração e envelhecimento, comparando-as com interações semelhantes em sistemas complexos, como os automóveis ou os aviões.

Aplicação do sistema dos cinco pilares

Tomemos como exemplo a dieta hiperproteica, hiperlipídica e com baixo teor de carboidratos, que muitos têm adotado também na Itália (muita carne e pouco pão, macarrão etc.). Será que é uma boa ideia optar por essa dieta porque um "especialista" disse que uma pequena experimentação clínica ou mesmo um grande estudo epidemiológico demonstra que ela provoca a diminuição de peso e poderia baixar o colesterol? Decididamente não, pois as dietas hiperproteicas/hiperlipídicas e com baixo teor de carboidratos costumam basear-se em um ou dois pilares e raras vezes em todas as bases científicas necessárias para escolher um comportamento alimentar que otimize saúde e longevidade e que não seja "desmentido" em alguns anos. Levando em consideração os estudos multidisciplinares e, portanto, todos os pilares, é possível perceber que a dieta hiperproteica e hiperlipídica é uma das piores para a saúde (como também veremos nos próximos capítulos).

Por exemplo, as populações com longevidade recorde não adotam essa dieta, e os estudos teóricos, bem como os realizados em animais, os clínicos e os epidemiológicos, demonstram que, em longo prazo, ela tem efeitos negativos. Examinando os estudos em laboratório, também é possível perceber que a ingestão elevada tanto de proteínas quanto de gorduras saturadas está associada a mutações das células e de todo o organismo que aceleram o envelhecimento e o surgimento de doenças; isso constitui outro julgamento negativo fundamental em relação a uma dieta à base de carne e gordura animal.

No entanto, a questão é ainda mais complexa, como demonstramos em nossas experiências tanto com o ser humano quanto com camundongos, pois uma dieta nunca é adequada para qualquer pessoa e em qualquer idade, e a ingestão de alguns componentes da alimentação deve ser modificada de acordo com a idade, com as condições de saúde do indivíduo e com seu patrimônio genético. Em meu laboratório, tratamos os alimentos como conjuntos complexos de moléculas, e cada uma delas pode provocar mudanças consideráveis em nosso corpo.

Se tudo isso parecer complicado, não se preocupem: nos próximos capítulos, tentarei apresentá-lo do modo mais simples possível.

4
A DIETA DA LONGEVIDADE

Somos o que comemos

Todos conhecemos a expressão "somos o que comemos", mas, para a maioria, isso significa apenas que não deveríamos comer coisas muito prejudiciais. No entanto, tudo o que comemos, mesmo alimentos aparentemente saudáveis, como a carne de frango, podem ser prejudiciais se associados a um alto consumo de proteínas diárias ou se contiverem hormônios ou antibióticos. Portanto, muitas coisas que comemos, e quando o fazemos, podem ter uma influência determinante sobre nosso aspecto e nosso bem-estar, sobre o tempo e o modo como dormimos à noite, bem como sobre a possibilidade de uma mulher engravidar ou não ou de um homem desenvolver um tumor. Do que comemos depende se nosso cérebro usará a glicose ou corpos cetônicos para obter energia, se ficaremos esbeltos ou nos tornaremos obesos ou se nosso corpo terá uma forma de maçã ou de pera. Embora seja importante manter uma alimentação que nos dê prazer, também é determinante eliminar ou reduzir ao mínimo os nutrientes que podem nos fazer viver por menos tempo, adoecer e sofrer. Em vez disso, temos de aumentar a ingestão de nutrientes e adotar um estilo de vida que nos façam viver por mais tempo, com boa saúde e felicidade. Como muitos componentes da nossa alimentação são não apenas alimentos, mas também poderosas moléculas capazes de determinar importantes mudanças em nosso corpo, começarei descrevendo brevemente o que são e como agem. Em seguida, explicarei como esses componentes, pelo seu papel no processo de envelhecimento e em relação às doenças, foram escolhidos de acordo com os cinco pilares, mas, ao mesmo tempo, levando-se em conta a necessidade de que o alimento também seja um prazer e o fato de que modificar o sistema de alimentação não deve ter um efeito desagradável, a ponto de induzir quem havia decidido mudá-lo a desistir.

Proteínas, carboidratos, gorduras e micronutrientes

Para aplicar os princípios explicados neste livro, é necessário ter um conhecimento de base dos principais componentes dos alimentos. Segue, portanto, uma breve apresentação do que são e de como funcionam:

1) Junto com os carboidratos e as gorduras, as **proteínas** são um dos três principais macronutrientes. A maior parte das proteínas contidas nos alimentos que ingerimos é composta de vinte aminoácidos, cuja sequência determina a função de cada uma delas. Por exemplo, uma fatia de 85 gramas de carne bovina conterá, aproximadamente, 25 gramas de proteínas. Uma das proteínas mais presentes na carne vermelha é a actina, envolvida na contração dos músculos e em muitas outras funções celulares. Após a ingestão, a carne é fracionada primeiro em proteínas e depois em aminoácidos, inicialmente no ambiente muito ácido do estômago e, em seguida, no intestino. Os aminoácidos são, então, absorvidos quando passam para o sangue, de maneira individual ou como uma cadeia. Por fim, são distribuídos a muitos e diferentes tipos de células em todo o corpo e utilizados para gerar novas proteínas, entre as quais a actina, de que falamos há pouco.

2) Os **carboidratos**, por sua vez, encontram-se na maior parte dos alimentos que comemos, seja em forma de carboidratos simples, como o açúcar contido nos sucos de fruta, no mel, nos doces ou nas bebidas açucaradas, seja em forma complexa (carboidratos complexos), como as grandes cadeias de glicose e de outros açúcares contidos nas verduras ou nos cereais integrais. O açúcar simples pode entrar na circulação sanguínea, aumentar a glicose no sangue e promover a rápida liberação da insulina por parte do pâncreas, enquanto os carboidratos complexos, como os contidos nas verduras e nos cereais integrais, devem primeiro ser separados dos outros componentes dos alimentos que os contêm e fragmentados em açúcares simples antes de serem absorvidos. O *índice glicêmico*, do qual talvez vocês já tenham ouvido falar, refere-se ao efeito de um alimento nos níveis de glicose no sangue. Por exemplo, o índice glicêmico do suco de laranja é 50, enquanto o do pão branco é 95 (quase como uma bebida de puro açúcar, que tem índice igual a 100). No entanto, o índice glicêmico se baseia na ingestão da mesma quantidade de carboidratos. A carga glicêmica, por sua vez, é uma medida mais indicativa porque, além de nos dizer a quantidade de carboidratos ingeridos, informa-nos sobre as características dos carboidratos contidos em determinado alimento. Por exemplo, 30 gramas de pão de farinha integral têm um índice glicêmico alto (71), mas uma carga glicêmica relativamente baixa (9) porque não contêm tantos carboidratos quanto, por exemplo, o pão de ló, que tem um índice glicêmico relativamente baixo (46), mas uma maior carga glicêmica (17). Quando consumimos um alimento, temos de prestar mais atenção à carga glicêmica, pois ela indica tanto a qualidade quanto a quantidade de açúcares nele contidos.[1]

3) Os **lipídios** ou as **gorduras** são a maior fonte de energia armazenada no corpo humano, bem como no de outros

mamíferos e organismos mais simples. Além desse papel, as moléculas de gordura modificadas desempenham outro papel fundamental em muitas estruturas e funções celulares e de todo o organismo; em especial, têm uma função central na formação da membrana que estabelece a separação entre o interior da célula e o sangue e na formação dos hormônios, entre os quais os esteroides. Geralmente, as gorduras são absorvidas em forma de triglicérides, compostos por três cadeias de moléculas de carbono e hidrogênio (ácidos graxos), mantidas unidas por uma molécula de glicerol. Após a digestão, são fragmentadas no intestino pelos sucos biliares liberados pela vesícula biliar e pelas lipases liberadas pelo pâncreas; em seguida, são absorvidas no sangue. Podem ser *saturadas* (como as contidas na manteiga, na qual o número de átomos de hidrogênio ligados a cada átomo de carbono é o máximo possível) ou *insaturadas* (menos que o número máximo de átomos de hidrogênio é ligado a cada átomo de carbono). As gorduras insaturadas, por sua vez, são subdivididas em *monoinsaturadas* (como o ácido oleico, contido no azeite de oliva) e poli-insaturadas (como as contidas no salmão e o no óleo de milho). As gorduras poli-insaturadas *ômega-3* e *ômega-6* são chamadas de "ácidos graxos essenciais", porque o corpo humano não é capaz de produzi-los, mas eles são necessários para seu bom funcionamento.

4) No que se refere aos **micronutrientes**, ou seja, às **vitaminas** e aos **minerais**, recentemente foram publicados diversos artigos, nos quais se sustenta que os suplementos alimentares no mercado, que são uma parte importante da indústria norte-americana dos suplementos (uma indústria de 37 bilhões de dólares), contêm um excesso de vitaminas e minerais e não têm nenhum efeito na prevenção de doenças graves

nem no adiamento da mortalidade. De acordo com os estudos de Bruce Ames e outros pesquisadores, porém, mais de 50% e, em alguns casos, mais de 90% dos adultos nos Estados Unidos não consomem a quantidade suficiente de vitamina D, E, magnésio, vitamina A, cálcio, potássio e vitamina K.[2]

Claramente, a suplementação com altos níveis de vitaminas e minerais não funciona, no sentido de que um excesso de vitaminas não protege mais contra o envelhecimento nem contra a maior parte das doenças. No entanto, sabemos que, em quantidades suficientes, elas são importantes para inúmeras funções essenciais do organismo: por exemplo, a vitamina D, o zinco e o ferro são importantes para o sistema imunológico; o cálcio e a vitamina D, para manter a densidade mineral dos ossos em condições normais. Além disso, um amplo estudo clínico com um grupo de controle, denominado "The Physician's Health Study II", registrou uma ligeira redução do câncer e da catarata em indivíduos que ingeriam cotidianamente preparados multivitamínicos.

Embora uma dieta rica em verduras, peixes, oleaginosas (nozes, amêndoas, avelãs etc.) e cereais integrais seja o melhor sistema para absorver os nutrientes essenciais, as dietas altamente nutritivas também podem ser carentes de vitaminas, como a D, e, no caso dos veganos e das pessoas idosas, de vitamina B12. Além disso, são poucas as pessoas no mundo que consomem uma dieta altamente nutritiva que supra todas as carências antes elencadas. Como alguns estudos indicaram que a dosagem elevada de certas vitaminas pode se mostrar tóxica, a recomendação ideal, baseada tanto na opinião dos defensores quanto na dos detratores dos suplementos, é ingerir a cada dois ou três dias um suplemento produzido por uma empresa confiável (muitas delas podem não incluir em seus produtos o que declaram) e que contenha, pelo menos, todas as vitaminas e os minerais elencados acima.

Conforme expliquei no Capítulo 3, dedicado aos cinco pilares da longevidade, a melhor coisa é usar denominadores comuns para evitar escolher algo que não seja bom ou, até mesmo, que acabe se mostrando prejudicial à nossa saúde. De fato, pode acontecer de descobrirmos que algumas vitaminas e suplementos são benéficos para alguns aspectos e que outros são prejudiciais para outros aspectos que tenham a ver com a longevidade e a saúde. Reduzindo a frequência do uso de suplementos para dois a três dias por semana, minimizamos a eventualidade dos efeitos tóxicos de um suplemento e, ao mesmo tempo, a possibilidade de má nutrição, causada pela falta de determinada vitamina.

Centenários aos 50 anos ou cinquentenários aos 100: a dieta pró-juventude

Sem dúvida, a alimentação é o primeiro e mais importante fator no qual podemos intervir para influenciar não apenas a duração da nossa vida, mas também se receberemos ou não um diagnóstico de algumas patologias importantes, bem como se, já idosos, seremos ativos e fortes ou sedentários e frágeis.

Um recente estudo publicado na revista *Proceedings of the National Academy of Sciences*[3] analisou 954 indivíduos de 38 anos e descobriu que, embora todos tivessem a mesma idade, do ponto de vista biológico alguns deles "demonstravam" 30 anos, e outros poderiam ter 60. Além disso, os que eram biologicamente mais velhos em relação à idade marcada na identidade envelheceram com mais rapidez nos anos seguintes. Meus alunos sempre se surpreendem quando lhes digo que há centenários mais saudáveis e, de certos pontos de vista, mais jovens do que alguns cinquentenários.

Talvez um dia perguntemos a uma pessoa sua idade não mais com base na data de nascimento, mas na idade biológica, que começamos a ser capazes de medir. Outra pergunta que faço a meus alunos é: "Quantos anos a mais vocês pensam que viveríamos se conseguíssemos derrotar o câncer definitivamente?". Eles respondem: "De dez a vinte e cinco anos". A resposta correta é quatro, mais ou menos. Portanto, uma alimentação que reduza apenas os riscos de adoecer de câncer ou de doenças cardiovasculares não teria valor se aumentasse a incidência de outras patologias, e um valor muito limitado se não desacelerasse o envelhecimento. A maior parte das dietas da moda, de que hoje se ouve tanto falar, também podem se mostrar eficazes em relação a um problema como a obesidade ou o diabetes, mas a dieta da longevidade deve ser eficaz para alcançar o objetivo mais importante: fazer com que permaneçamos jovens pelo maior tempo possível, otimizando igualmente a proteção, a regeneração e o rejuvenescimento e minimizando as doenças.

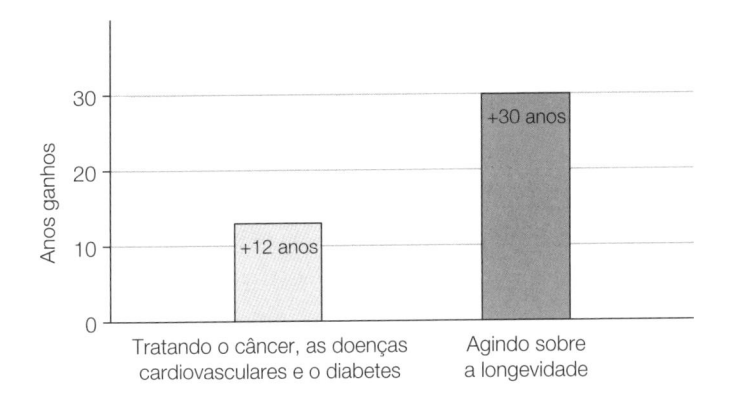

4.1 Comparação entre a potencial extensão da longevidade obtida com o tratamento do câncer, de doenças cardiovasculares e do diabetes e adiando o envelhecimento (com a dieta etc.).

Resumindo, meus conselhos se baseiam na estratégia dos cinco pilares para ajudar as pessoas a mudar a alimentação e os hábitos e a prolongar a vida com boa saúde, despertando a capacidade adormecida do corpo de se regenerar e tentar se curar.

Melhor morrer jovem, mas satisfeito e feliz?

Quando falo da dieta da longevidade, muitas vezes me acontece, sobretudo na Itália, de ouvir comentários do tipo: "Mas assim não dá para comer nada!". Alguns têm em mente aquela piada em que o sujeito vai ao médico e pergunta o que fazer para viver mais tempo. O médico o aconselha a adotar uma dieta muito restritiva, a não beber e a abster-se de relações sexuais. O homem pergunta ao médico se ele tem certeza de que essa estratégia vai funcionar, e o médico responde: "Não sei, mas, independentemente de quanto você viver, vai parecer uma eternidade!".

No entanto, a dieta da longevidade nada tem de restritiva: de fato, inclui café, álcool e certamente não prevê a abstinência sexual. Além disso, ao contrário do que parece, requer que se coma mais, e não menos. Como descrito em detalhes mais adiante (no Capítulo 8) sobre o diabetes, uma refeição à base de massa e queijo pode pesar 360 gramas, mas conter 1.100 calorias de péssima qualidade, ao passo que uma refeição com pouca massa, mais grão-de-bico e verduras, acrescida de uma boa porção de azeite, pode pesar mais do que o dobro (770 gramas) e conter apenas 800 calorias de ótima qualidade.

Ainda mais importante é o papel da ilusão (a verdadeira mensagem da piada) de que comer sempre e comer o que queremos nos tornam mais felizes. Em uma das TED Talks mais famosas, intituladas *A surpreendente ciência da felicidade*, Daniel Gilbert, professor de psicologia de Harvard, conta que, quando se compara um grupo de pessoas que no ano anterior ganhou na loteria a outro que no ano anterior ficou paraplégico, surpreendentemente os dois grupos se mostram felizes em igual medida. Independentemente da dieta adotada, seremos igualmente felizes. Portanto, ao contrário do que sustenta o médico da piada, adotar uma dieta que promova a longevidade saudável não fará a vida parecer uma eternidade nem tornará as pessoas menos felizes, mas reduzirá em muito a possibilidade de adoecimento ou envelhecimento precoce. Deixo a vocês a decisão de escolher entre serem felizes mesmo com um câncer, o mal de Alzheimer ou não conseguir levantar-se da cama.

Restrição calórica: camundongos, macacos e humanos

No Capítulo 2, escrevi que camundongos com um defeito no receptor do hormônio do crescimento vivem até 50% mais e que metade deles não desenvolve doenças graves. Também lembrei que a população de equatorianos com um defeito no mesmo gene raramente adoece de diabetes ou de câncer e talvez tenha uma incidência reduzida de outras doenças. Como já descrito, a alta ingestão de proteínas provoca a ativação do receptor do hormônio do crescimento, que, por sua vez, aumenta os níveis de insulina e de IGF-1, cuja maior concentração está associada, respectivamente, ao diabetes e ao câncer. As proteínas e alguns aminoácidos delas derivados, entre os quais a leucina, podem ativar outro conjunto de genes que aceleram o envelhecimento: os Tor-S6K. Outro gene que parece desempenhar um papel central no envelhecimento é o PKA, que, como mostrado nos casos dos organismos simples e dos camundongos, é ativado pelos açúcares. De fato, os camundongos com uma atividade reduzida de PKA ou Tor-S6K vivem mais e são protegidos contra as doenças ligadas ao envelhecimento.[4]

Portanto, a restrição calórica e, em especial, a que diz respeito à ingestão de proteínas e açúcares, pode reduzir a atividade do receptor do hormônio do crescimento, dos genes Tor-S6K e Ras-PKA, todos, como amplamente demonstrado, aceleradores do processo de envelhecimento e das consequentes doenças. Como vocês devem se lembrar do que foi dito no Capítulo 3, esse é o pilar número 1, a pesquisa de base necessária para estabelecer se uma dieta é boa ou não. Entre as consequências da falta de compreensão do nexo proteínas-açúcares-envelhecimento, está a promoção das dietas com alto teor de gorduras e proteínas, rotuladas nos últimos trinta anos como "dietas saudáveis". Após um longo período no qual se acreditou que uma dieta caracterizada por poucas gorduras fosse a solução correta, estamos começando a pensar que uma dieta com alto teor de açúcares também não é nada saudável, mas como substituto dos açúcares estamos adotando as proteínas e, em muitos casos, as gorduras ruins, em vez de optar pelos carboidratos complexos e pelas gorduras boas, que são mais saudáveis e dos quais tratarei mais adiante ao longo deste capítulo.

Quais dietas prorrogam o tempo de vida dos camundongos e dos macacos? Há quase cem anos, sabemos que os camundongos nutridos com 30-40% de calorias a menos vivem por mais tempo e adoecem pela metade de tumores e outras doenças. Não se trata de dietas particulares, mas simplesmente de uma alimentação que fornece 30% menos gorduras, proteínas e carboidratos: o consumo de alimentos de todo tipo é reduzido em cerca de um terço. Em um estudo que durou mais de vinte e cinco anos, alguns macacos nutridos com uma dieta com restrição calórica de 30% tinham uma probabilidade três vezes inferior de morrer de doenças relacionadas ao envelhecimento e 50% menos chance de morrer por outras causas. No entanto, um estudo semelhante, conduzido pelo Instituto Nacional de Envelhecimento dos Estados Unidos e dirigido por Rafael de Cabo, não evidenciou nenhuma diferença na mortalidade total dos macacos que haviam passado décadas nutrindo-se com uma dieta com restrição calórica, mas registrou uma menor incidência de diabetes e câncer. Analogamente, certo número de estudos em amostras humanas indica que a redução calórica crônica pode diminuir o colesterol, a glicemia, os triglicérides, a pressão sanguínea e marcadores inflamatórios, confirmando, portanto, os resultados dos estudos em macacos.

O que poderia ter causado esses amplos efeitos sobre as doenças, mas não sobre a duração da vida dos macacos, é a característica "extrema" e crônica da dieta com restrição calórica, o equivalente a uma dieta humana, cujo resultado é um peso de cerca de 58 kg para um homem com mais de 1,80 m. Conforme mencionei no capítulo anterior, ao saírem da Biosfera 2, no Arizona, os oito membros do experimento de restrição calórica, comandada por Walford, tinham um aspecto terrível. Os quase dois anos daquele regime poderiam até mesmo ter custado a vida do meu orientador de doutorado, que morreu doze anos depois, em decorrência das complicações de uma doença neuromotora.

Graças aos estudos em camundongos, macacos e humanos, hoje sabemos que essas dietas extremas podem causar problemas de funcionalidade, como a cicatrização de feridas, as respostas imunológicas ou a capacidade de resistir a baixas temperaturas. Portanto, como observado nos camundongos e nas pessoas com uma mutação da via metabólica do hormônio do crescimento, sem dúvida a restrição calórica crônica pode ter um efeito muito importante sobre inúmeras enfermidades, entre as quais o câncer, o diabetes e as doenças cardiovasculares, e poderia até reduzir ou desacelerar as doenças neurodegenerativas, mas é bem provável que esses efeitos positivos sejam contrabalanceados por outros negativos, pelo aparecimento de outros tipos de enfermidades e por variáveis que não foram levadas o bastante em consideração.

Resumindo, as experiências relacionadas à restrição calórica confirmam que: 1) ela pode ter um efeito considerável na redução de um amplo espectro de doenças graves e 2) ela também pode levar o organismo a um estado de relativa fragilidade e aumentar o aparecimento de algumas doenças ou até mesmo causar a morte.

A dieta da longevidade

Baseada nos cinco pilares da longevidade apresentados no capítulo anterior, essa é a dieta que elaborei e que, de acordo com os cinco pilares, tem a maior probabilidade de minimizar o aparecimento de doenças e maximizar a duração da vida saudável.

Essa dieta e as relativas diretrizes integram os hábitos alimentares dos grupos de centenários mais saudáveis, entre os quais os que acompanhamos na Calábria, em colaboração com Giuseppe Passarino, e os acompanhados por Craig Wilcox, em Okinawa, por Gary Fraser em Loma Linda, na Califórnia, e por Dan Buettner, na Costa Rica e na Grécia. Além disso, encontram correspondência na pesquisa de base e nos ensaios clínicos e epidemiológicos realizados pela minha e por outras equipes de pesquisadores.

1) **Dieta vegana/pescetariana:** adote uma alimentação que se aproxime o máximo possível de uma dieta 100% à base de vegetais (legumes, hortaliças, frutas etc.) e de peixe, tentando limitar o consumo de peixe a duas ou três refeições por semana e evitando o que contenha um alto porcentual de mercúrio. Após os 65-70 anos, se você começar a perder massa muscular, força e peso, introduza na dieta mais peixe e outros alimentos de origem animal, como ovos, queijos como *feta* ou *pecorino* e iogurte de leite de cabra.

2) **Poucas proteínas, mas em quantidade suficiente:** consuma todos os dias cerca de 0,7-0,8 gramas de proteínas por quilo de peso corporal. Se você pesar 45 kg, trata-se de cerca de 37 gramas de proteínas por dia, 30 dos quais deveriam ser consumidos em uma única refeição para maximizar a síntese por parte dos músculos. Já se você pesar 90-100 kg e tiver 35% de gordura corporal, 60 gramas por dia são suficientes, uma vez que as células adiposas não requerem um nível de proteínas comparável com o exigido pelos músculos. No que se refere às mudanças na dieta em geral, a ingestão de proteínas deveria aumentar ligeiramente após os 65-70 anos nos indivíduos que perdem peso e massa muscular; no caso da

maioria das pessoas deveria ser de cerca de 10-20% a mais em relação ao indicado anteriormente (portanto, 4-6 gramas a mais de proteínas por dia).

3) **Reduza ao mínimo as gorduras e os açúcares ruins e maximize as gorduras boas e os carboidratos complexos**: a confusão e as contínuas mudanças nas recomendações sobre a alimentação se devem, em parte, à hipersimplificação dos componentes dos alimentos e à sua "rotulação" como gorduras, carboidratos e proteínas. Todos os dias, ouvimos alguém comparar alimentos "com baixo teor de carboidratos" e "com alto teor de carboidratos" ou "com baixo teor de gorduras" e "com alto teor de gorduras", e o mesmo vale para as proteínas. Uma alimentação correta deve ser rica em gorduras insaturadas boas, como as contidas, por exemplo, no salmão, nas nozes, nas amêndoas e nas avelãs, e muito pobre em gorduras saturadas, hidrogenadas e trans. Também deve ser rica em carboidratos complexos, como os fornecidos pelo pão integral e pelas verduras, e pobre em açúcares, mas também em fontes de carboidratos, como o macarrão, o arroz, o pão e os sucos de fruta, que são facilmente convertidos em açúcares depois que chegam ao intestino. Por fim, a dieta deve ser pobre em proteínas animais, mas relativamente rica em proteínas vegetais, a fim de minimizar os efeitos sobre as doenças e o envelhecimento.

4) **Forneça todos os nutrientes:** imagine que o corpo humano é um exército de soldados em constante batalha contra uma fileira de inimigos – o oxigênio e as outras moléculas que prejudicam o DNA e as células, as bactérias e os vírus que tentam levar a melhor sobre o sistema imunológico. Assim como os soldados precisam de munição, equipamentos e suprimentos para vencer a guerra, o corpo precisa de proteínas, ácidos

graxos essenciais (ômega-3 e ômega-6), minerais, vitaminas e, sim, também de uma quantidade suficiente dos "demonizados" açúcares para lutar nas muitas batalhas que se desencadeiam dentro e fora das células. Quando a ingestão de nutrientes como o ômega-3, as proteínas, a vitamina B12, o zinco ou o cálcio torna-se insuficiente, os sistemas de reparação, substituição e defesa do corpo podem parar de trabalhar ou trabalhar em um ritmo inferior, permitindo que os danos se acumulem ou que as bactérias e os vírus se proliferem. No apêndice deste livro, você encontrará uma lista de ingredientes ricos em todos os nutrientes importantes, junto com alguns exemplos de dieta semanal. Por segurança, consuma também, a cada dois ou três dias, complexos vitamínicos e minerais em pílulas e de óleo de peixe para o ômega-3, todos produzidos por empresas confiáveis. Em geral, elas sempre seguem um controle de qualidade que garante a proveniência e a exatidão no conteúdo e na estabilidade dos suplementos.

5) **Coma selecionando os ingredientes corretos entre os que seus antepassados comiam:** como defendi anteriormente, é preciso ingerir uma variedade de alimentos, a fim de absorver todos os nutrientes necessários. A melhor coisa é obter esses nutrientes de alimentos normalmente presentes nas mesas dos nossos pais, avós e bisavós. O corpo humano é resultado de bilhões de anos de evolução, mas também os últimos mil contribuíram para selecionar os indivíduos mais adaptados a seu ambiente e os alimentos mais apropriados para os genótipos (o genótipo é o conjunto de genes de uma pessoa). Por exemplo, em muitos países do norte da Europa, nos quais o leite é consumido com regularidade, a intolerância à lactose (açúcar contido no leite) é relativamente rara, enquanto é muito comum nos países da Europa meridional e da Ásia, nos quais, historicamente, o consumo de leite não é tão habitual.

Um japonês que viva nos Estados Unidos e decida começar a consumir leite, que muito provavelmente aparecia raríssimas vezes na mesa de seus pais e avós, poderá apresentar alguns distúrbios. Se você decidir consumir alimentos que contenham lactose, couve-crespa, quinoa ou cúrcuma, é bom se perguntar se esses alimentos estavam entre os mais consumidos por sua família, por seus pais ou bisavós; caso a resposta seja negativa, é melhor evitá-los ou consumi-los apenas de maneira ocasional, pois podem dar origem a intolerâncias (como a da lactose, provocada pela incapacidade de decompor a lactose do leite) ou à autoimunidade, como a encontrada em algumas pessoas que consomem alimentos contendo glúten (doença celíaca). Embora o mecanismo ainda não esteja claro, o consumo de alimentos errados poderia estar associado a diversas doenças autoimunes, entre as quais a de Crohn, a colite, o diabetes tipo I e muitas outras.

6) **Faça duas refeições por dia mais um lanche:** a menos que sua circunferência abdominal e seu peso sejam normais ou subdimensionados, a melhor coisa é todo dia tomar o café da manhã e fazer uma refeição; depois, um lanche com baixo teor calórico, mas nutritivo. Se seu peso ou sua massa muscular forem insuficientes ou se você estiver perdendo peso sem querer, então coma três vezes ao dia e faça um lanche. Um dos erros mais frequentes nas indicações que costumam ser fornecidas no campo nutricional é o de confundir o que funciona na teoria com o que funciona na prática. Muitas vezes, ouvimos dizer que deveríamos fazer pequenas refeições de cinco a seis vezes por dia. Além de não termos provas suficientes que sustentem o benefício de comer de cinco a seis vezes por dia para manter um peso saudável, para a maior parte das pessoas é muito difícil regular a ingestão de alimento comendo com tanta frequência. Se as seis pequenas refeições,

que deveriam corresponder a cerca de 300 calorias cada uma, contiverem apenas 5 a mais, ao final, ingeriremos 30 calorias a mais por dia e 900 a mais por mês. Traduzindo: é quase 1,5 kg de gordura corporal a mais por ano. Não é de surpreender que, no período em que essa recomendação das seis refeições por dia foi adotada em massa, nos Estados Unidos se alcançou um porcentual recorde de 70% de pessoas obesas e com sobrepeso. Ao contrário, se fizermos apenas duas refeições mais um lanche por dia e a refeição importante for apenas uma, torna-se muito mais difícil comer em excesso, sobretudo se nossa alimentação se basear em vegetais e peixe, visto que, para atingir as 1.200 calorias, às quais corresponde a refeição principal, são necessárias grandes quantidades de legumes e hortaliças. O alto valor nutritivo dos alimentos e o volume contido em cada prato indicam ao estômago e ao cérebro que comemos o suficiente. Nas pessoas mais velhas ou doentes, esse sistema da única refeição importante deveria ser fracionado em duas refeições menores para evitar problemas digestivos. Sem dúvida, para muitos idosos que tendem a perder peso, talvez seja necessário manter três refeições ao dia mais um lanche. Portanto, para quem quer perder ou tende a ganhar peso, o ideal é comer: 1) no café da manhã; 2) no almoço ou no jantar; 3) um lanche de menos de 100 calorias e menos de 3-5 gramas de açúcar à tarde; 4) um lanche de menos de 100 calorias e menos de 3-5 gramas de açúcar no lugar do almoço ou do jantar. A vantagem de não almoçar é ter mais tempo e mais energia; a desvantagem é que, para um bom porcentual das pessoas, ingerir a maior parte das calorias no jantar pode causar distúrbios. Para muitos, a vantagem de não jantar é dormir melhor e, para alguns, evitar o refluxo gástrico; a desvantagem, além da indicada acima, é não poder desfrutar das ocasiões mais sociais do dia.

7) **Reduza as horas do dia em que você come:** outra prática comumente adotada por muitos grupos de centenários, cuja eficácia foi demonstrada tanto nos estudos em animais quanto nos modelos humanos,[5] é a redução das horas em que se come ou fazê-lo no período de 12 horas ou menos por dia; em outras palavras, por exemplo, tomar o café da manhã depois das 8 e terminar de jantar antes das 20. Uma redução das horas em que se come (10 horas ou menos) permite obter resultados ainda melhores, mas é muito difícil de respeitar e poderia aumentar o risco de efeitos colaterais, como o desenvolvimento de cálculos biliares.

8) **Pratique periodicamente um jejum prolongado:** as pessoas com menos de 65-70 anos e que não estejam debilitadas, malnutridas ou que não tenham certas patologias deveriam praticar duas ou mais vezes por ano, por cinco dias, uma dieta que imita o jejum (DMD), com teor relativamente alto de calorias (ver Capítulo 6). A maior parte das religiões, entre as quais a muçulmana, a cristã e a budista praticavam no passado algumas formas de jejum; de modo geral, essas práticas foram modificadas ou abandonadas. Os muçulmanos praticam o jejum durante o mês do Ramadã, mas, com frequência, o moderno jejum do Ramadã vem acompanhado de excessos alimentares noturnos, enquanto os cristãos costumavam praticar uma severa restrição calórica por mais de um mês e terminavam o ano com uma semana de jejum, prática já quase completamente abandonada. A seguir, apresentarei os incríveis efeitos que se registram quando se adota periodicamente a dieta que imita o jejum de cinco dias, seja na prevenção e no tratamento de diversas patologias, seja para viver por mais tempo e com boa saúde (ver Capítulo 6).

9) **A da longevidade é não apenas uma dieta, mas também um sistema de alimentação ideal para milhões de pessoas em todo o mundo.** Para a maioria das pessoas, a dieta da longevidade pode ser adotada substituindo-se um número limitado de alimentos por outros igualmente apetitosos, senão mais. Em teoria, todas as dietas fracassam no longo prazo porque são levadas ao extremo, mas também porque requerem que a pessoa mude radicalmente o modo de se alimentar ao qual está habituada. Por exemplo, muitas dietas novas prescrevem uma baixa ingestão de carboidratos, ou seja, alimentos que, para a maior parte das populações, estão entre os mais apetitosos, quer se trate das batatas para os norte-europeus, quer do macarrão para os italianos e americanos ou do arroz para os asiáticos. Portanto, em longo prazo, além de não estarem associadas a uma redução da mortalidade nem a um prolongamento da vida, as dietas com baixo teor de carboidratos são abandonadas pela maior parte das pessoas. A dieta da longevidade tem semelhanças com regimes alimentares comumente adotados por americanos, europeus, oceânicos e asiáticos, o que a torna fácil de ser adotada em todo o mundo.

10) **Mantenha sob controle o peso corporal e a circunferência abdominal:** em um estudo conduzido durante dez anos com 359 mil europeus em idade adulta, a circunferência abdominal elevada e a gordura abdominal estavam associadas a uma maior incidência de diabetes, pressão alta, colesterol alto e distúrbios cardíacos. Uma circunferência abdominal superior a 102 cm para os homens e 89 cm para as mulheres dobra o risco de morte prematura, em comparação com uma circunferência abdominal inferior a 86 cm para os homens e 71 cm para as mulheres.

Os cinco pilares na base da dieta da longevidade

A dieta da longevidade se baseia em cinco pilares. Vejamos como.

Pilar 1: pesquisa de base e juventologia/biogerontologia

Embora seja difícil conduzir em camundongos e outros organismos simples estudos válidos para a alimentação humana, a pesquisa de base produz conhecimentos fundamentais sobre os nexos entre componentes dos alimentos, envelhecimento e doenças. Sabemos, por exemplo, que as proteínas e os aminoácidos aceleram significativamente o envelhecimento na maior parte dos organismos, entre os quais a levedura, as moscas e os camundongos. Também sabemos que o hormônio do crescimento IGF-1 e o Tor-S6K, ambos ativados pela ingestão de proteínas, já são amplamente considerados como os principais promotores do envelhecimento e das doenças a ele relacionadas nos camundongos.[6] Em um recente estudo em que eram nutridos com diversas combinações de componentes, os camundongos alimentados com uma dieta com baixo teor de proteínas e alto teor de carboidratos eram os que viviam por mais tempo, enquanto os alimentados com uma dieta com alto teor de proteínas e baixo teor de carboidratos eram os camundongos que viviam por menos tempo e com mais doenças, embora esse tipo de alimentação provocasse neles uma perda de peso (Figura 4.2).[7]

Em um estudo recente que fizemos, demonstramos que bastava reduzir as proteínas para que os camundongos adoecessem em menor medida de melanoma e câncer de mama.[8] Além disso, depois que surgiam, os tumores cresciam mais lentamente se os animais ingerissem menos proteínas na alimentação. Os dados provenientes das pesquisas em camundongos e nos organismos simples também podem ser citados para fundamentar o papel dos períodos de restrição calórica e dos jejuns prolongados e periódicos na prorrogação da vida e na redução das doenças ligadas ao envelhecimento.[9] Em resumo, a pesquisa biogerontológica de base é o fundamento dos estudos epidemiológicos, clínicos e com centenários humanos que elencamos, mas também fornece um sistema simples, no qual se pode submeter à experimentação as hipóteses derivadas dos estudos no homem.

Pilar 2: epidemiologia

A maior parte dos estudos em grupos amplos ou relativamente amplos demonstra uma relação entre uma dieta com baixo teor de proteínas, baseada em vegetais e peixes, carboidratos altamente complexos, azeite de oliva e oleaginosas, um reduzido nível de doenças e longevidade saudável.

4.2 Um baixo consumo de proteínas e um alto consumo de carboidratos causa a máxima longevidade e saúde nos camundongos.

Por exemplo, o estudo epidemiológico que conduzimos em 6 mil cidadãos norte-americanos indica que o consumo de uma dieta com alto teor de proteínas está associado a níveis maiores do fator de crescimento e de envelhecimento IGF-1 (Figura 4.3) e a um aumento de 75% da mortalidade total, além de uma incidência de três a quatro vezes maior da mortalidade por câncer em relação à dieta que recomendamos aqui, com baixo teor de proteínas e baseada em vegetais (Figura 4.4).[10] Diferentemente do que foi apresentado por Colin Campbell no livro *China Study*, esses efeitos das proteínas parecem ser válidos apenas antes dos 65-70 anos (Figura 4.3). Um estudo da Universidade de Harvard, realizado em mais de 100 mil médicos e enfermeiros, indica, por sua vez, que uma dieta com baixo teor de carboidratos, rica em gordura animal e proteínas está associada a uma mortalidade maior, tanto total quanto por câncer e doenças cardiovasculares; portanto, concorda com nosso estudo.[11] Outra pesquisa semelhante, conduzida em 40 mil pessoas do sexo masculino, indica que uma alimentação com baixo teor de carboidratos e alto teor de proteína animal está associada a uma duplicação do surgimento do diabetes.[12] Inúmeros outros estudos epidemiológicos associam altos níveis de IGF-1 no sangue a uma incidência duas vezes maior ou mais de câncer de mama, de próstata e de outros tipos de tumor.[13] Como sabemos que o consumo de proteínas é o principal regulador do nível de IGF-1 e que o consumo de proteína animal costuma estar associado ao consumo de gorduras saturadas de origem animal, esses estudos reforçam consideravelmente a ligação entre o alto consumo de proteínas e de gorduras saturadas e o câncer.

Os estudos epidemiológicos também ressaltam o papel fundamental da alimentação na prevenção de doenças: algumas populações, caracterizadas por determinadas carências vitamínicas, mostram uma maior incidência de certo número de doenças. A carência de vitamina D, por exemplo, foi associada a um risco aumentado de diabetes, bem como de doenças autoimunes e cardiovasculares.[14]

Pilar 3: estudos clínicos

A prova definitiva para demonstrar os efeitos de um alimento ou de um estilo alimentar sobre a longevidade e as doenças é a experimentação direta em ensaios clínicos de controle randomizado, nos quais os indivíduos são destinados casualmente a um grupo que consuma uma dieta de controle (uma dieta que se considere não ter efeito ou ter um efeito já conhecido sobre a saúde) ou a outro grupo que consuma uma dieta experimental (da qual se espera um benefício superior para a saúde).

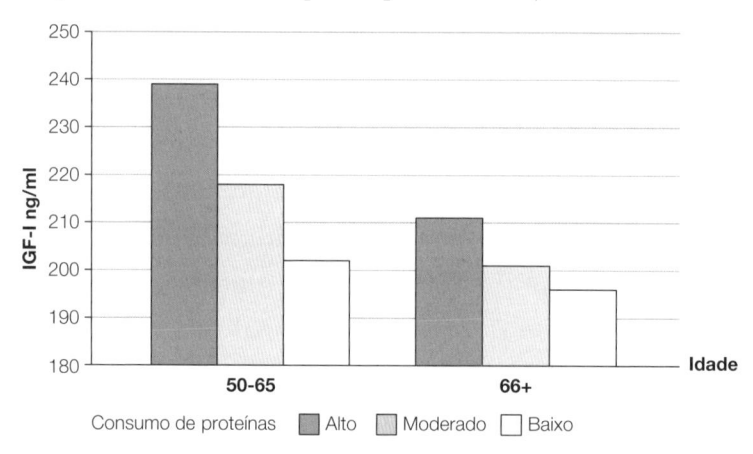

4.3 Os níveis de IGF-1 (fator de crescimento pró-envelhecimento e câncer) são altos nas pessoas com alto consumo de proteínas antes dos 65 anos.

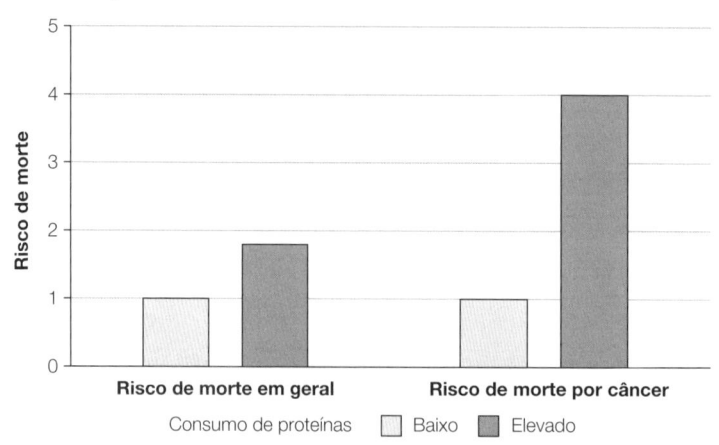

4.4 Um alto consumo de proteínas até os 65 anos de idade está associado a um aumento de 75% do risco de morte e a um aumento de quatro vezes o risco de morte por câncer.

Embora ainda não tenha sido realizado um estudo randomizado de amplo espectro, que compare a dieta da longevidade com uma dieta-padrão (começamos a pôr em prática diversos testes a fim de alcançar esse objetivo), inúmeros estudos dão suporte às diretrizes que expus neste capítulo. Por exemplo, demonstramos que mesmo a adoção periódica de uma alimentação à base de vegetais e com baixo teor de proteínas pode reduzir muitos marcadores de risco de envelhecimento e de doenças em um grupo de indivíduos compreendidos entre os 20 e os 70 anos de idade (ver mais adiante o Capítulo 6 sobre o jejum e a dieta que imita o jejum). Já na Espanha, uma equipe de pesquisadores analisou por amostragem milhares de pessoas com risco de distúrbios cardiovasculares, submetendo-as a uma dieta simplesmente "com baixos níveis de gorduras" ou a uma dieta mediterrânea com muitas semelhanças com a dieta da longevidade e muito rica em azeite de oliva ou oleaginosas. O consumo da dieta mediterrânea, acrescida de um elevado consumo de azeite de oliva ou de 30 gramas diários de oleaginosas (nozes, avelãs ou amêndoas), estava associado a uma redução da mortalidade por doenças cardiovasculares.[15] O papel protetor das oleaginosas também foi demonstrado pela análise de diversas pesquisas que examinaram a associação entre vários tipos de oleaginosas e diversas doenças.[16] Outra série de ensaios clínicos demonstra claramente que a ingestão de proteínas está associada ao aumento do nível de IGF-1, confirmando a ligação entre proteínas, IGF-1, envelhecimento e câncer.

Embora o estudo de Satchin Panda e seus colegas não seja um ensaio clínico randomizado, esses pesquisadores estudaram a associação entre o número total de horas do dia em que as pessoas consomem alimentos, o horário em que o fazem, os padrões de sono e os fatores de risco para diversas doenças. O resultado mostrou que aqueles que consomem alimentos no período de 12 horas ou mais em

24 horas obtiveram benefícios com a redução desse intervalo para 12 horas ou menos.[17] A isso se acrescenta o fato de que uma alimentação em que aparecem carboidratos complexos e gorduras boas também é a melhor para controlar o peso, enquanto uma dieta que prevê uma quantidade muito baixa de carboidratos (menos de 10% das calorias) e uma elevada quantidade de proteínas (mais de 20-30% das calorias) e de gorduras foi comparada a uma dieta com teor moderado de carboidratos, semelhante à dos habitantes de Okinawa,[18] obtendo uma perda de gorduras semelhante; mas a dieta com uma quantidade muito baixa de carboidratos provocou uma perda muito maior de água e proteínas, indicando que o que se mostra como forte efeito emagrecedor nesse tipo de dieta influi tanto sobre os líquidos e os músculos quanto sobre as gorduras.

Pilar 4: estudo dos centenários

Se tomarmos as regiões do mundo com a mais alta presença de indivíduos centenários, estudadas pela minha equipe e por colegas – a ilha de Okinawa; Loma Linda, na Califórnia; a Sardenha; a Costa Rica e a Grécia –, descobriremos que essas pessoas têm em comum, com algumas exceções, uma alimentação prevalentemente vegetal, com muitas oleaginosas e um pouco de peixe, poucas proteínas, poucos açúcares e gorduras saturadas ou trans e muitos carboidratos complexos, derivados de legumes e outros alimentos de origem vegetal. Muitos desses centenários costumam comer no máximo de duas a três vezes por dia, pouco à noite e, em muitos casos, antes que anoiteça. Em geral, tendem a consumir uma variedade limitada de alimentos, típicos de sua terra, embora em alguns casos modifiquem sua dieta. Antigamente, os habitantes de Okinawa, por exemplo, ingeriam a maior parte das calorias a partir da batata-doce roxa, mas hoje isso é muito menos comum.

Okinawa

O dr. Craig Wilcox e seus colegas compararam os hábitos alimentares do típico idoso de Okinawa e do típico cidadão dos Estados Unidos.

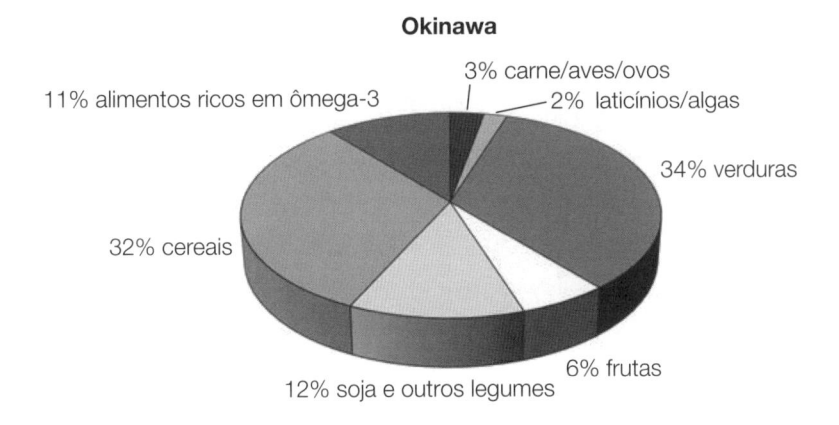

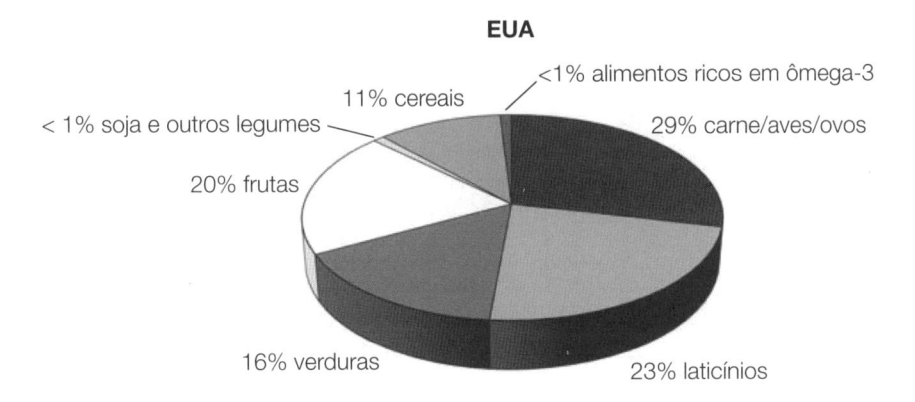

Okinawa

- 3% carne/aves/ovos
- 2% laticínios/algas
- 11% alimentos ricos em ômega-3
- 34% verduras
- 32% cereais
- 12% soja e outros legumes
- 6% frutas

EUA

- <1% alimentos ricos em ômega-3
- 11% cereais
- <1% soja e outros legumes
- 29% carne/aves/ovos
- 20% frutas
- 16% verduras
- 23% laticínios

4.5 Hábitos alimentares dos idosos de Okinawa comparados aos dos norte-americanos (em % de peso).

Portanto, em relação aos habitantes de Okinawa, os americanos consomem dez vezes mais alimentos de origem animal e três vezes mais frutas, mas menos peixe, a metade das verduras e um terço dos cereais.

Como é possível observar na Figura 4.6, os habitantes de Okinawa adoeciam bem menos de tumor e de distúrbios cardiovasculares, não apenas se comparados aos habitantes dos Estados Unidos, mas também em relação aos outros japoneses.

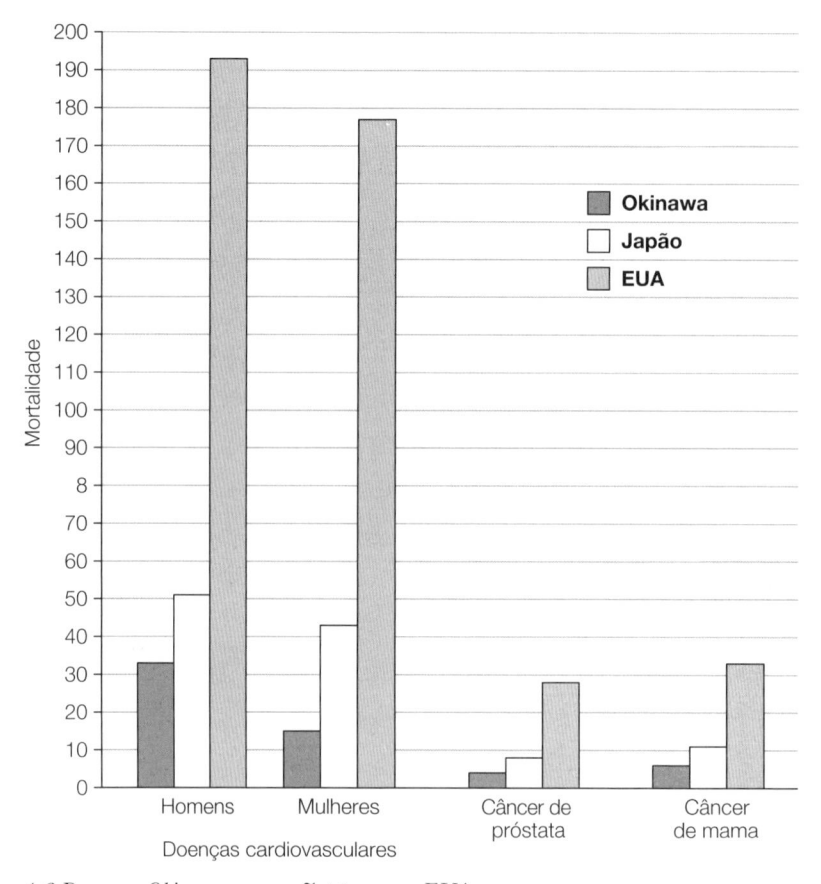

4.6 Doenças: Okinawa versus Japão versus EUA.

Também em relação ao envelhecimento cerebral e aos distúrbios neurológicos, Wilcox e seus colegas reportam uma redução de 30-50% no surgimento de demência senil nos habitantes de Okinawa em diversas faixas etárias, em relação ao que ocorre com pessoas da mesma idade nos Estados Unidos.

Além da alimentação, o que torna os habitantes de Okinawa tão longevos? Wilcox e seus colegas pensam que a atividade física seja outro elemento fundamental para sua longevidade e sua saúde. As atividades físicas vão desde a simples jardinagem até as artes marciais e a dança. Quando fui encontrar Craig em Okinawa, alguns anos atrás, conhecemos uma mulher com mais de 90 anos que várias vezes por semana ia dançar levando um garrafão na cabeça. Quando não dançava, divertia-se tocando instrumentos japoneses tradicionais. Mas à atividade física e à sua relação com a longevidade dedicarei o próximo capítulo.

Wilcox e seus colegas também contam que os habitantes de Okinawa cultivam muito a espiritualidade e confiam em igual medida nos médicos e nos xamãs. Embora o efeito da espiritualidade sobre a longevidade seja menos claro do que o da alimentação, com frequência se nota sua associação com as populações mais longevas. Atualmente, muitos estudos científicos indicam que, de fato, a espiritualidade pode ser eficaz na prevenção e no tratamento de algumas doenças e condições patológicas. No entanto, após ouvir inúmeras histórias, em muitos casos bastante diferentes, contadas por centenários de todo o mundo, creio que o denominador comum seja não a espiritualidade em si, mas o senso de um objetivo na vida, a vontade de viver. Meu colega Jim Vaupel, diretor do Instituto Max-Planck de Demografia, disse-me um dia uma coisa que me deixou surpreso: "Descobri que o que está subentendido em muitas das pessoas mais longevas no mundo é sua tenacidade: são lutadoras, capazes de sobreviver até à morte de seus próprios filhos": como é o caso de Madame Calment, mulher francesa que bateu o recorde de 122 anos, ou da italiana Emma Morano, que, enquanto escrevo, tem 116 anos. Conta-se que Madame Calment sempre repetia: "Se você não pode fazer nada, não esquente a cabeça" ou "Tenho uma única ruga e me sentei em cima dela"; a um jornalista declarou ter parado de fumar aos 117 anos não por motivos de saúde, mas porque já não conseguia acender os cigarros. Contudo, dirigiu sua melhor frase ao jornalista que lhe disse esperar vê-la no ano seguinte: "Por quê? Você não parece doente!". Embora seja difícil quantificar tudo isso em termos científicos, concluo que alguns centenários encontram sua força em Deus; outros, em suas famílias; e muitos, na simples alegria de viver, de saborear mais um pedaço de bolo depois de ter passado por guerras mundiais e carestias, quando só podiam sonhar com o bolo, ou beber outro copo de vinho; isso me leva de volta à Itália e às duas pessoas mais importantes para mim.

Salvatore Caruso e Molochio

Era 2006, e um tio meu, que vive em Molochio, cidadezinha de 2 mil almas onde meus pais cresceram, disse-me que Salvatore Caruso, conhecido como "o contador", havia completado 100 anos. "Nada mau", pensei. Eu me lembrava de que Salvatore era famoso na cidade porque contava uma porção de histórias interessantes. Tinha até escrito um livro sobre sua vida, no qual também reunia suas reflexões.

A cada ano, a história ia ficando mais interessante, e em 2010, eram quatro pessoas a ter completado 100 anos em Molochio: um dos mais altos porcentuais de centenários no mundo em relação ao número de habitantes. Eu voltava a Molochio todo verão, mesmo depois de ter me mudado para Los Angeles e embora meus pais quase já não visitassem a cidade. Nesse meio-tempo, meus avós tinham morrido, mas eu estava convencido de que aquela pequena cidade perdida entre as montanhas do Aspromonte aguardasse minha peregrinação anual, e com ela seus habitantes. Eu ainda não ousava imaginar que esses meus retornos a Molochio seriam importantes até para confirmar, "em carne e osso", o que havíamos descoberto em laboratório, mas comecei a visitar Salvatore e outros idosos e a perguntar-lhes como viviam e o que comiam.

O credo de Salvatore era: "Nada de Baco, tabaco e Vênus", algo que não o tornava muito popular, mas, também em seu caso, como no da maior parte dos centenários, o que ele dizia não correspondia à realidade dos fatos, e a verdade era que Salvatore amava o vinho, foi casado por muitos anos e teve um filho. Em compensação, não precisei lhe fazer muitas perguntas sobre o que ele comia, porque eram as mesmas coisas que comia meu avô e que, quando criança, eu também comia, a poucos quarteirões de distância: pão integral, azeitonas, azeite de oliva, amêndoas, bacalhau, tomates, mas, sobretudo e quase todos os dias, pasta e *vaianeia*, ou seja, um pouco de macarrão com muita verdura e vagem.

Por que Salvatore, meu avô e todos os habitantes da região comiam todas aquelas vagens e azeitonas? Porque não tinham muita opção. As variantes daquele prato ainda são o que se come com mais frequência à minha mesa.

Quando eu me encontrava em outro dos lugares mágicos que visito todos os anos, no sul dos Andes, no Equador, onde em colaboração com Jaime Guevara estudo a população dos Laron (os que quase nunca adoecem), disse a Stephen Hall, que estava escrevendo a matéria de capa da *National Geographic* sobre a longevidade: "Se você quiser mesmo conhecer gente que consegue envelhecer muito sem adoecer, tem de ir à terra dos meus pais". Stephen me pediu algumas informações; depois, provavelmente pensou o mesmo que eu: que era uma coincidência estranha demais para ser verdade. Para minha surpresa, alguns meses depois, ele me escreveu um e-mail dizendo: "Estou em Molochio, acabei de receber a confirmação de que, em 2 mil habitantes, há quatro centenários e quatro nonagenários". Não precisei lembrar a ele que se tratava de um dos lugares (senão o lugar) do mundo com o mais elevado porcentual de centenários. Os de Molochio se tornaram o tema principal do número da *National Geographic* de 2013, dedicado à longevidade.

Uma observação fundamental a respeito da longevidade recorde, que fizemos no sul da Itália em colaboração com Giuseppe Passarino, é que, na maior parte dos casos, os centenários vivem com as famílias dos filhos ou das filhas, que adotaram um estilo alimentar mais moderno, rico em proteínas e à base de produtos de origem animal. Levantamos a hipótese de que essa transição, que muitos deles realizaram aos 80-90 anos, possa ter contribuído para sua longevidade extrema. Em outras palavras, muitos centenários poderiam desacelerar o envelhecimento e otimizar seu estado de saúde mantendo pelos primeiros 70-80 anos de vida uma alimentação rica em vegetais e pobre em proteínas, para depois passar a uma dieta mais rica em proteínas e alimentos de origem animal (ovos, frango, leite, queijos). Isso coincidiria com nossas descobertas, segundo as quais a baixa ingestão de proteínas está associada à longevidade e a uma forte redução do câncer nas pessoas com menos de 65 anos, mas não naquelas com 66 ou mais.[19] De fato, sabemos que o IGF-1 e outros hormônios que contribuem para o envelhecimento podem alcançar níveis muito baixos após os 80 anos, o que torna uma dieta particularmente restrita menos eficaz contra o câncer e o diabetes, mas também um fator de risco em relação a disfunções do sistema imunológico, cicatrização de feridas e fraqueza.

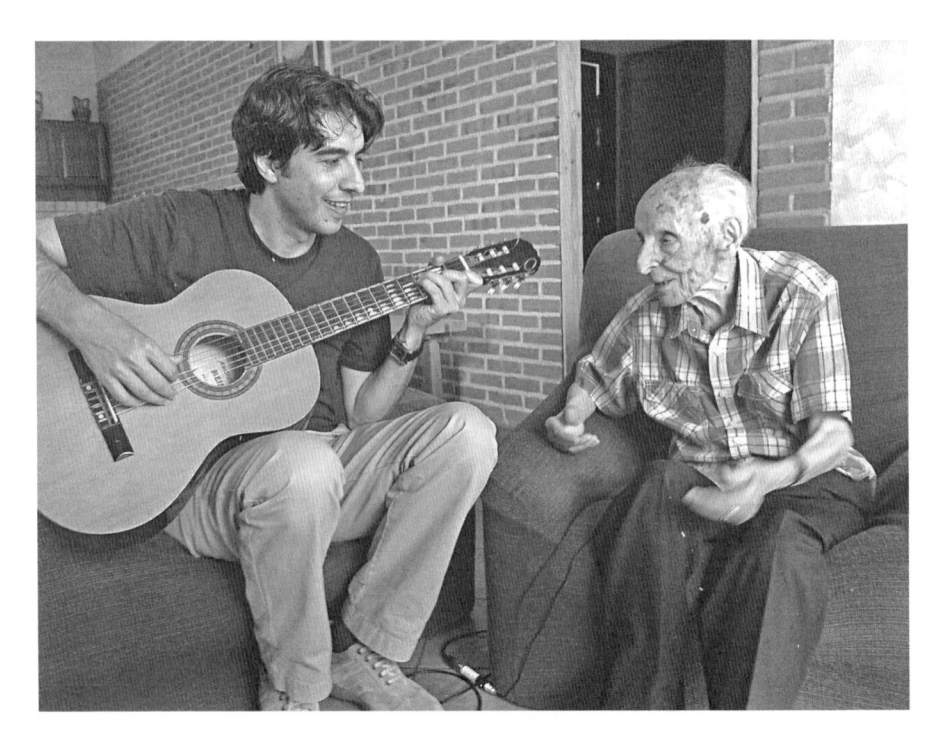

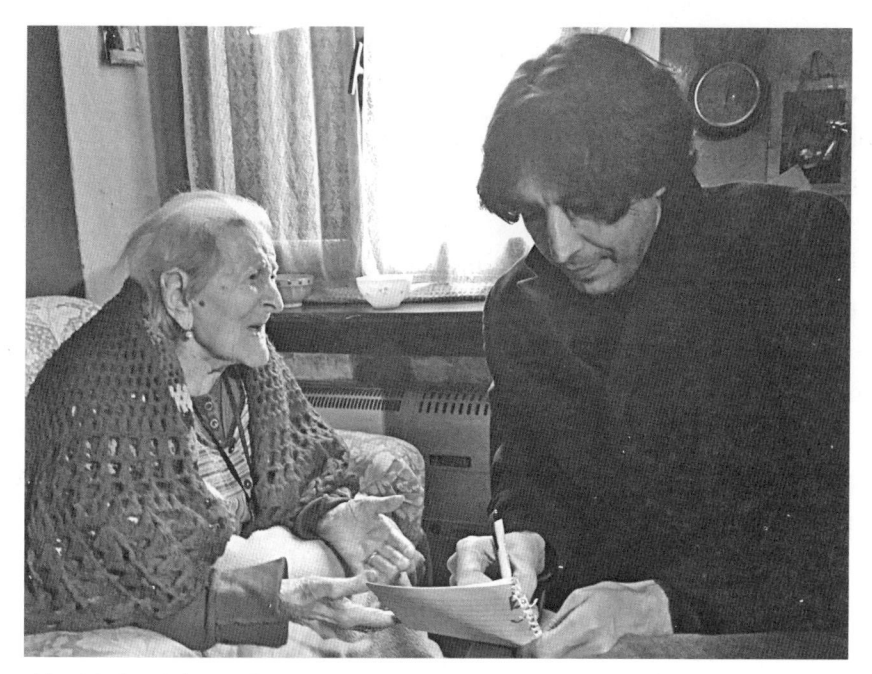

4.7, 4.8 Com Salvatore Caruso e Emma Morano.

Também nesse caso, o problema não implica mudanças complexas: basta continuar com a dieta da longevidade até os 65-70 anos e, em seguida, aumentar gradualmente, mas apenas em 10-20%, a ingestão de proteínas e alimentos nutritivos em geral, mantendo-se, assim, o peso ideal e a força muscular adequada.

No entanto, a maior contribuição que recebemos desses centenários é sua capacidade de chegar aos 100 anos de aventuras, guerras, narrativas e histórias tristes em poucos segundos, bem como de nos surpreender e fazer rir. Quando o jornalista da televisão francesa insistiu para que eu perguntasse a uma centenária de Molochio com que frequência ela comia carne vermelha cinquenta anos antes, primeiro a mulher respondeu perguntando: "O quê?", pois não tinha entendido a pergunta; depois, quando a filha lhe traduziu no dialeto local, ela desatou a rir e disse: "Claro que comi carne; certa vez, meus amigos e eu conseguimos nos esgueirar em uma festa de casamento e a comemos".

Nós havíamos perguntado a ela quantas vezes por semana ingeria carne, e ela nos respondeu que, provavelmente, comeu uma vez em anos, ou melhor, em várias décadas.

Emma Morano

Outra pessoa excepcional que tive a sorte de conhecer e que voltei a encontrar recentemente é Emma Morano, de Pallanza, perto do Lago Maggiore: enquanto escrevo, ela tem quase 117 anos e ainda está muito bem. Acredita-se que seja a pessoa que viveu por mais tempo na história da Itália e, hoje, é a mais idosa do mundo. Nós dois aparecemos em um recente artigo publicado no *New York Times*, no qual a jornalista me perguntava por que, comendo três ovos por dia e carne com frequência, Emma está entre as mulheres mais longevas da história da humanidade. O artigo reproduziu minha frase: "Se você pegar cem centenários, encontrará cem elixires diferentes de uma vida longa".[20]

Eu queria entender se era verdade que Emma tinha conseguido viver por tanto tempo comendo ovos e carne vermelha. Pedi que sua sobrinha estivesse presente na entrevista. Descobri que, por muitas décadas, a alimentação de Emma provavelmente havia sido mais rica em vegetais, com muito arroz e *minestrone*, e que em idade muito avançada ela havia introduzido mais ingredientes de origem animal. Mas a coisa mais importante da minha visita foi a confirmação de que Emma talvez tivesse a composição genética certa, aquela que, como se sabe, multiplica as possibilidades de uma pessoa alcançar os 100 anos. Sua mãe havia morrido aos 94, e uma irmã, aos 102, enquanto as outras duas irmãs chegaram aos 98, e o irmão tinha passado dos 90. Com efeito, publicações de diversas equipes de pesquisadores demonstraram que os filhos de centenários têm, em média, uma redução de 50% no aparecimento de doenças, entre as quais hipertensão, acidente vascular cerebral, doenças cardíacas e diabetes, e que basta ter um progenitor que ultrapasse os 87 anos para reduzir a incidência de câncer em 24%.[21] Outra prova viva desse fato são os Laron do Equador, que, mesmo alimentando-se de maneira nada saudável, estando acima do peso e sendo obesos, vivem por muito tempo e com boa saúde.

Em todo caso, enquanto não estivermos em condições de testar e produzir medicamentos capazes de imitar artificialmente as mutações genéticas – ainda teremos de esperar muito anos por isso –, a alimentação é o instrumento mais adequado para prevenir e tratar doenças.

Emma se lembrava de inúmeras coisas, mas as poucas das quais sempre falava eram a morte de seu filho, de apenas sete meses, e de como ela reuniu tudo o que tinha e deixou o marido, que a maltratava física e psicologicamente. Isso havia acontecido quase oitenta anos antes da minha entrevista. Também fiquei impressionado com sua insistência para que eu tivesse o máximo cuidado ao folhear seu álbum de fotografias: eu tinha de prestar muita atenção, disse Emma, pois ela ainda precisaria dele por muito tempo.

Antes de nossa visita a Emma, a pesquisadora da minha equipe, Franca Raucci, propôs que levássemos para ela um cachecol de presente. "Um cachecol?", pensei. "Talvez não, talvez seja melhor alguma coisa de que ela realmente goste", e acabamos levando um bolo. Quando o entreguei, ela estava cansada e não disse nada, fazendo-me pensar que talvez Franca tivesse razão e que deveríamos ter levado o cachecol.

No entanto, notei que uma das sobrinhas lhe disse: "Não se preocupe, tia, vou colocar o bolo aqui, bem ao seu lado, perto da almofada". Não se passaram nem 5 minutos, e os sobrinhos nos ligaram, dizendo que Emma estava comendo. Após mais 10 minutos, além da sopa e dos ovos, Emma devorou o bolo, de maneira muito comportada, comendo sozinha e sem derrubar nem uma migalha sequer.

Não estudei pessoalmente os centenários da região de Nuoro, mas os pesquisadores Gianni Pes, Michel Poulain e Luca Deiana, junto com o jornalista Dan Buettner, tornaram essa região famosa em todo o mundo. Como no caso de Molochio, alguns vilarejos na "zona azul" da Sardenha alcançaram porcentuais de até sete centenários para cada

2.500 pessoas, tornando-se, por sua vez, uma das regiões com mais elevado porcentual de centenários no mundo.

Atualmente, são muitos os casos de áreas ou países (sobretudo na Rússia e na América do Sul) que reivindicam a entrada no *hall* das "zonas azuis", pois sustentam que alcançaram idades até mais avançadas, mas muitas vezes se trata de histórias inventadas para atrair os jornalistas e, com eles, o dinheiro que essa fama pode trazer.

Não surpreende que os habitantes mais idosos da "zona azul" da Sardenha se alimentem com uma dieta prevalentemente vegetal, à base de legumes, pão de cereais integrais e uma boa quantidade de verdura. Nessa região é produzido o pecorino, queijo feito de leite de ovelha, rico em ômega-3, que é muito consumido.

Loma Linda, a terra dos longevos na Califórnia

Quando o dr. Gary Fraser, da Universidade de Loma Linda, que dista apenas uma hora de carro da minha universidade em Los Angeles, comparou a longevidade dos californianos pertencentes à igreja adventista com a do restante dos habitantes do Estado, concluiu que os homens adventistas, que também eram vegetarianos, viviam quase dez anos a mais do que à média dos homens californianos, enquanto as mulheres adventistas vegetarianas, seis anos a mais do que o restante das mulheres californianas.[22] Mais uma vez, não surpreende que, entre os adventistas vegetarianos da Califórnia, os mais longevos fossem os que consumiam oleaginosas pelo menos cinco vezes por semana, pelo menos duas porções de verdura por dia e pelo menos três porções de legumes por semana: viviam mais do que todos e adoeciam com menos frequência. Outra característica dos adventistas californianos eram os jantares leves, consumidos logo no início da noite, e a manutenção de um peso corporal e uma circunferência abdominal ideais. Também a dieta dos californianos longevos é feita de alimentos principalmente vegetais, muitos legumes, nozes, amêndoas etc., distribuídos em três refeições, café da manhã, almoço e jantar leve, e consumidos no período máximo de 12 horas.

Pilar 5: estudo dos sistemas complexos

Sem dúvida, esse é o mais abstrato dos cinco pilares, mas pode desempenhar uma função importante na fundamentação das conclusões concretas, pois estuda as máquinas complexas, como os automóveis ou os aviões, para simplificar e compreender certas funcionalidades do corpo humano. Por exemplo, o estudo do efeito da idade sobre a maior necessidade de proteínas e de alimentos em geral, observado em americanos e idosos centenários e debilitados, poderia beneficiar-se da compreensão de como os automóveis que não precisaram de manutenção, mas que não necessariamente foram bem conservados, podem mostrar com o passar do tempo uma reduzida eficiência no consumo de combustível. Outro exemplo de analogia é aquela entre a alimentação do corpo humano, ilustrada anteriormente, e a de um automóvel, obtida não apenas com o fornecimento de combustível (gasolina), mas também de fluido de freio, fluido de arrefecimento no radiador, óleo do motor e assim por diante. Embora o radiador não seja usado para mover o automóvel, sua função – arrefecer o motor – torna-o essencial para seu funcionamento.

Quer se fale de corpo humano, quer de automóveis, a má alimentação de um sistema relativamente menos importante pode contribuir para envelhecer com mais rapidez ou até fazer parar de funcionar todo o sistema; por "má alimentação" podemos entender dar ao carro os fluidos errados ou de má qualidade, ou ainda dá-los em quantidade muito insuficiente. Por exemplo, assim como o corpo humano, o automóvel precisa de gorduras e de uma fonte de energia: o óleo para os freios e o motor, e a gasolina. Se o óleo for de baixa qualidade e do tipo errado, como as gorduras saturadas em nossa alimentação, o motor pode se desgastar mais depressa, mas níveis muito baixos de óleo nos freios e no motor podem danificá-lo de maneira irreversível. De modo análogo, o açúcar é a principal fonte de energia para o corpo humano, como a gasolina o é para o automóvel. Essas analogias são úteis para exemplificar a bioquímica extremamente complexa do corpo humano e evidenciar a relação fundamental entre nutrientes, sua função e o envelhecimento. Como já dito, o excesso de açúcar e carboidratos e o tipo errado de gorduras danificam o corpo humano, que evoluiu em um ambiente no qual era muito raro encontrar açúcares, carboidratos e gorduras sempre e em grande quantidade.

Síntese da dieta da longevidade

1) Adote uma dieta vegana, acrescentando peixe; mas fique atento àquele com alto teor de mercúrio. Limite o consumo de peixe a duas ou três refeições por semana.

2) Reduza ao mínimo as gorduras animais saturadas e os açúcares.

3) Consuma feijão, grão-de-bico, ervilha e outros legumes como principal fonte de proteínas.

4) Até os 65-70 anos, mantenha baixo o consumo de proteínas (0,7-0,8 grama por quilo de peso, ou seja, 35-40 gramas de proteínas por dia para uma pessoa de 50 kg e 60 gramas de proteínas por dia para uma pessoa de 100 kg, se aproximadamente um terço do peso for de gordura). Após os 65-70 anos, aumente um pouco o consumo de proteínas, a fim de não perder massa muscular.

5) Consuma grandes quantidades de carboidratos complexos (tomates, brócolis, cenouras, legumes etc.). (Ver o Programa alimentar bissemanal no Apêndice.)

6) Consuma quantidades relativamente altas de azeite de oliva (50-100 ml por dia) e um punhado de nozes, amêndoas ou avelãs.

7) Coma peixes, crustáceos e moluscos com alto teor de ômega-3/6 e/ou vitamina B12 (salmão, anchova, sardinha, dourada, truta, vôngole, camarão) pelo menos duas vezes por semana (ver as Tabelas no Apêndice).

8) Siga uma dieta rica em vitaminas e minerais, mas complemente-a duas ou três vezes por semana com um multivitamínico/mineral de alta qualidade.

9) Coma no período de 12 horas por dia (inicie após as 8 e termine antes das 20 horas, ou após as 9 e antes das 21).

10) Não coma por pelo menos de 3 a 4 horas antes de se deitar.

11) Faça periodicamente ciclos de cinco dias da dieta que imita o jejum (ver Capítulo 6) uma vez por mês ou um a cada seis meses, com base na necessidade e na recomendação do médico ou nutricionista (ver Capítulo 6).

12) Para pessoas que estão com sobrepeso ou que tendem a ganhar peso, é aconselhável fazer duas refeições por dia: café da manhã, almoço ou jantar e dois lanches de 100 calorias com baixo teor de açúcares (menos de 3-5 gramas), um dos quais substitui uma refeição. Consulte um nutricionista para evitar a má nutrição.

13) Mantenha o peso corporal e a circunferência abdominal sob controle para decidir o número de refeições por dia (duas ou três) (ver também o Capítulo 8 sobre o diabetes).

14) Para as pessoas com peso normal e/ou que tendem a perder peso, é aconselhável fazer as três refeições normais, além de um lanche de 100 calorias com baixo teor de açúcares (menos de 3-5 gramas). Ver o Programa alimentar bissemanal.

15) Coma selecionando os ingredientes corretos entre os que seus antepassados comiam.

5

EXERCÍCIO FÍSICO, LONGEVIDADE E SAÚDE

Aprender a lição com os centenários e os automóveis

Ao analisarmos os ultracentenários, mas também nossos parentes próximos e distantes, podemos nos deparar com fenômenos que batem recordes: pessoas que comem mais e de tudo, levam uma vida sedentária ou com pouco movimento e, ainda assim, alcançam uma idade avançada. Meu colega Nir Barzilai sempre conta a história dos centenários judeus asquenazes de Nova York, que nem sonham em fazer ginástica, mas são muito longevos. Conforme expliquei anteriormente a respeito da alimentação, sabemos que o fator mais determinante para a longevidade de um indivíduo é, de longe, seu patrimônio genético. Temos certeza disso não apenas porque identificamos, tanto em camundongos quanto em pessoas, mutações genéticas que geram um elevado grau de proteção contra as doenças relacionadas ao envelhecimento, mas também porque um chimpanzé – cuja expectativa de vida é de 50 anos – pode até ser alimentado com uma dieta perfeita e fazer muito exercício físico, mas nunca viverá, em média, tanto quanto um ser humano, embora as sequências de DNA de ambos sejam idênticas em mais de 95%.

Como não podemos influenciar nossos genes, só poderemos alcançar uma longevidade saudável se, além de mudar a alimentação, agirmos sobre a atividade física. De fato, a maior parte dos que chegam aos 100 anos com boa saúde é de pessoas ativas ou muito ativas até uma idade avançada, embora muitas delas nem saibam o que significa a expressão "exercício físico".

Em Okinawa, falaram-me de pescadores que nunca param de trabalhar, e vi com meus próprios olhos uma senhora de mais de 90 anos dançar com uma pesada garrafa na cabeça várias vezes por semana. Na Calábria, Salvatore Caruso, de 110 anos, contou-me que ia todos os dias a pé para seu olival e que tanto ele quanto os outros oleicultores trabalhavam duro (no entanto, seu filho me contou que era sua mulher quem fazia a maior parte do serviço). Em Loma Linda, na Califórnia, os longevos adventistas são famosos pela grande quantidade de exercícios físicos que realizam, geralmente caminhadas a passos rápidos e ginástica em academias.[1] Quando Dan Buettner perguntou aos longevos da Costa Rica qual era seu segredo, encontrou a resposta em seu prazer pelo trabalho físico durante toda a vida, e ao realizar pesquisas entre os pastores da Sardenha, conhecidos por sua longevidade, descobriu que eles percorrem pelo menos 8 quilômetros por dia, subindo e descendo suas montanhas.[2]

Que tipo de exercício físico é ideal para a saúde e a longevidade? O que você preferir, mas também o que conseguir fazer entrar facilmente em sua vida cotidiana e continuar a praticar até os 100 anos ou mais. Muitos habitantes de Okinawa praticam artes marciais e, em especial, uma forma "suave" delas, chamada de "tai chi", que é uma mistura de artes marciais e dança tradicional. Portanto, trata-se menos do tipo de exercício físico do que de movimentar todo o corpo com mais intensidade, de 5 a 10 horas por semana, pelo menos.

Ao apresentar o quinto pilar da longevidade, indiquei como podemos estudar certos sistemas complexos, como os automóveis ou os aviões, para compreendermos o funcionamento dos seres humanos. Tomemos o automóvel. Ninguém deseja comprar um carro com cinco anos que tenha percorrido 150 mil quilômetros, em razão dos danos que sem dúvida ele terá sofrido após um uso tão intenso. Os pneus podem ser trocados, a pintura pode ser refeita, mas a máquina não pode ser completamente mudada, e corre-se o risco de ficar pelo caminho. O mesmo vale para o corpo humano: fazer exercício é importante, desde que não em excesso, pois os joelhos, os quadris e os dedos podem sofrer graves danos, sobretudo se usados quando já se encontram em uma situação debilitada. Naturalmente, determinado tipo de movimento e uma alimentação apropriada podem ajudar alguns tecidos a se curar e se regenerar. Nesse sentido, o corpo humano leva vantagem em relação ao automóvel.

Otimizar o exercício físico para a longevidade

1) **Pratique caminhada veloz por pelo menos uma hora todos os dias.** As pessoas sempre foram habituadas a caminhar, independentemente do que fizessem. Hoje, usamos máquinas para tudo: de automóveis a elevadores, de máquinas de lavar roupa a máquinas de lavar louça. Para alcançar uma hora de caminhada por dia, basta escolher um bar ou um restaurante que se situe a 15 minutos do próprio local de trabalho e, em vez de usar o carro, ir até ele a pé, duas vezes por dia e nos fins de semana. Todo ano, quando levo meus alunos da USC de Los Angeles para Gênova, no primeiro dia visitamos a cidade a pé, e peço a eles para caminharem sempre, não importa aonde forem, nas três semanas seguintes. Nada de automóveis, elevadores nem escadas rolantes. No final do curso, eles já sabem andar pela cidade a pé e se dão conta de que, além de ser mais agradável caminhar, sentem-se melhor do que quando seus deslocamentos são feitos em carros ou outros veículos.

2) **Bicicleta, corrida, natação por 30-40 minutos em dias alternados e por 2 horas nos fins de semana.** O melhor modo de fazer isso é ter uma bicicleta ergométrica em casa e uma bicicleta comum para usar na rua. Quando você puder, saia; quando não, use a ergométrica, mas escolhendo uma resistência suficientemente alta para tornar a pedalada cansativa (com uma roda de inércia de pelo menos 10 quilos, mantida no máximo). Após 10 minutos, é de esperar que você comece a suar. Se usar a bicicleta na rua, tente percorrer subidas por pelo menos 10-15 minutos. Pratique essa atividade por pelo menos 40 minutos em dias alternados e por 2 horas nos fins de semana. A bicicleta é preferível à corrida, pois reduz o estresse nas articulações. De todo modo, um estudo em longo prazo demonstrou que, em indivíduos saudáveis, a corrida de longa distância não está associada à artrite crônica,[3] portanto, as lesões provocadas por essa atividade podem ser menos comuns do que o esperado. Em outro estudo, conduzido com 74.752 pessoas que praticavam corrida havia mais de sete anos, chegou-se à conclusão de que correr provoca uma redução tanto do peso corporal quanto do risco de artrite crônica.[4] Considerando um dos pilares da longevidade (o estudo dos sistemas complexos), poderíamos concluir que usar a bicicleta é preferível à corrida; usando outro pilar (a epidemiologia), a corrida parece funcionar da mesma maneira, embora, após décadas de prática, seus efeitos benéficos possam variar e ser muito diferentes no caso de indivíduos que sofreram alguma lesão. Portanto, os resultados podem ser muito diferentes para as pessoas que continuam a correr, mesmo sofrendo de problemas e dores nas articulações. A natação é outra excelente forma de exercício físico, embora seus efeitos benéficos sobre a longevidade sejam menos estudados em comparação com os da corrida.

3) **Use os músculos.** Até cem anos atrás, estávamos habituados a fazer tudo sozinhos, mas depois, aos poucos, começamos a usar elevadores e escadas rolantes em vez de escadas,

a dirigir em vez de caminhar, a usar máquina de lavar louça em vez de lavar os pratos manualmente e, para as compras, a puxar carrinhos em vez de carregar sacolas.

Todos os músculos do nosso corpo precisam ser estimulados com frequência, pois assim crescem e se fortalecem para responder às lesões. Por exemplo, se você passar muito tempo sem exercitá-los, ao subir rapidamente seis lances de escada poderá sentir dor em diversos músculos das pernas. A dor é a prova da lesão muscular que, por sua vez, na presença de uma ingestão suficiente de proteínas, determina a ativação das "células satélites" e, por conseguinte, o crescimento muscular. Desse modo, os músculos podem sofrer um leve dano e ser reconstruídos simplesmente se realizarmos tarefas cotidianas que os estimulem. Mas, assim como para a alimentação, o menor dano também pode se transformar em outro relevante se o peso a ser carregado for excessivo ou se continuarmos a estimular um músculo ou uma cartilagem já afetada por um processo inflamatório. Portanto, o exercício muscular deve ser equilibrado com a necessidade de evitar tanto os danos graves quanto os lentos e crônicos, como os mencionados nos joelhos e nos quadris por atletas que negligenciam a dor e continuam a submeter ao esforço articulações já danificadas.

Duração, intensidade e eficácia do exercício físico

Quanto deve durar o exercício físico e quão intenso ele deve ser para se mostrar eficaz em termos de saúde e longevidade? Em primeiro lugar, a maior parte dos estudos que relacionam exercício físico e longevidade são sustentados por um único pilar, a epidemiologia, o que torna difícil ter certeza de que o exercício físico está em relação direta com a longevidade. Nos estudos tipicamente referentes ao exercício físico, pede-se às pessoas que relatem seus hábitos. Em um segundo momento, elas são acompanhadas para que se possa entender se contraem doenças e morrem. Um dos limites desse tipo de pesquisa é que há pessoas que não fazem exercício físico porque já têm alguma doença ou problemas que talvez não conheçam. Esse tipo de doença ou condição pode inserir muitos indivíduos não saudáveis no grupo dos que não praticam exercícios físicos. Embora haja medidas para corrigir esse problema, colocá-las em prática é muito difícil e leva a uma interpretação arbitrária dos dados. No entanto, esses estudos podem nos oferecer informações muito válidas, sobretudo quando são conduzidos com centenas de milhares de indivíduos.

Em um estudo realizado na Austrália, 204.542 pessoas de 45 a 75 anos foram monitoradas para a análise da relação entre exercício físico e mortalidade em geral (longevidade). O grupo que declarava praticar toda semana um exercício físico de moderado a intenso por mais de 150 minutos mostrava ter uma redução de 47% da mortalidade, que passava para 54% no grupo que realizava uma atividade física de moderada a intensa por 300 minutos por semana.[5] O efeito crescia mais 9% nas pessoas cuja atividade física semanal era significativamente intensa. O exercício moderado comporta movimentos que queimam entre três e seis vezes mais calorias do que quando permanecemos sentados (3-6 MET). Já por "exercício intenso" entendem-se os movimentos que queimam um valor superior a seis vezes mais calorias do que em repouso (> 6 MET).

Treino leve (até 3 MET)	Treino moderado (de 3 a 6 MET)	Treino intenso (mais de 6 MET)
Caminhada lenta	Caminhada veloz (> 6 km/h)	Subida/descida
Bicicleta lenta	Bicicleta veloz (16-19 km/h)	Corrida de bicicleta (> 19 km/h)
Ficar em pé, fazer trabalhos leves	Jardinagem	Futebol
Trabalho em escritório	Corrida leve	Corrida (> 10 km/h)

5.1 *Os três tipos de treino e as relativas atividades físicas.*

Em outro estudo de grande amplitude, que reunia seis pesquisas realizadas nos Estados Unidos e na Europa, 661.137 pessoas, entre homens e mulheres com idade média de 62 anos, foram acompanhadas por cerca de 14 anos, durante os quais 116.686 delas morreram. A pesquisa evidenciou que os que praticavam atividade física moderada por menos de 150 minutos ou intensa por 75 minutos por semana tinham uma redução de 20% do risco de morte em relação aos que não praticavam nenhuma atividade física. O risco se reduzia até 31% para aqueles que praticavam exercício físico moderado por mais de 150 minutos ou intenso por 75 minutos por semana, e até 37% para os que praticavam atividade física moderada por mais de 300 ou intensa por 150 minutos por semana.[6] A duração do exercício físico além desses 150/300 minutos por semana tinha como resultado benefícios adicionais quase irrelevantes, mas uma tendência a registrar efeitos benéficos potencialmente ainda menores foi observada naqueles que praticavam uma atividade física dez vezes maior do que o mínimo recomendado.

Ingestão de proteínas e exercício com pesos

Diversos estudos indicam que aumentar a ingestão diária de proteínas além dos 0,72 grama por quilo de peso corporal não influencia o crescimento muscular,[7] e que a ingestão de 30 gramas de proteínas em uma refeição com baixo teor de carboidratos otimiza a síntese muscular.[8] O aumento da síntese muscular é otimizado se os 30 gramas de proteínas forem consumidos entre 1 e 2 horas após a realização de exercícios de resistência, como levantamento de peso ou flexões. A síntese muscular ideal ocorre quando o peso levantado é de 60 a 75% do máximo que a pessoa consegue erguer (braços) ou empurrar (pernas), tanto em indivíduos jovens quanto em mais velhos.[9] Recapitulando: o consumo ideal de proteínas é de, pelo menos, 30 gramas por refeição. Para otimizar o crescimento muscular, essa refeição deve ocorrer de 1 a 2 horas após um exercício relativamente intenso com pesos (mínimo de 60-75% do máximo).

Resumo

1) Caminhe a passos velozes durante uma hora por dia.
2) Evite escadas rolantes e elevadores, mesmo que haja muitos lances de escada.
3) Nos fins de semana, tente caminhar por mais tempo, deslocando-se até lugares distantes (evite as áreas poluídas).
4) Faça exercícios moderados durante 150-300 minutos por semana, com um pico de exercício intenso.
5) Faça exercícios, com ou sem pesos, para reforçar os músculos (combinando-os com refeições que contenham 30 gramas de proteínas após os exercícios com pesos).

6
DIETA PERIÓDICA QUE IMITA O JEJUM (*DIETA MIMA-DIGIUNO* – DMD), GESTÃO DO PESO E LONGEVIDADE COM BOA SAÚDE

Restrição calórica, jejum e dieta que imita o jejum

Em 1992, quando vi meu orientador, Roy Walford, sair da Biosfera 2, no Arizona, ao final de dois anos de dura restrição calórica, observei não apenas ele, mas também os outros sete magérrimos participantes do experimento e pensei que deveria haver um sistema melhor para retardar o envelhecimento e prevenir contra doenças. Dez anos depois, buscando um modo para proteger os pacientes oncológicos mediante a sensibilização das células tumorais à terapia, lembrei-me dos experimentos realizados durante meus estudos na UCLA, nos quais as células, passando de um ambiente rico em açúcares para a água, mostravam-se protegidas dos danos e viviam o dobro.

Chegamos a demonstrar que também os camundongos que passavam de uma alimentação rica em calorias ao jejum eram protegidos do estresse oxidativo. No entanto, eu me perguntava se esse efeito de proteção continuaria depois que os camundongos retomassem sua alimentação normal. Seria o ideal, pois: 1) se uma dieta fosse periódica e de breve duração (quatro dias a cada duas semanas para os camundongos, e cinco dias por mês ou um a cada seis meses para os seres humanos), para as pessoas seria muito mais simples segui-la, uma vez que o sacrifício a ser suportado seria mínimo e elas poderiam decidir quando e com que frequência fazê-la; 2) eu sabia que, se submetidos a uma restrição calórica crônica, tanto seres humanos quanto macacos correm o risco de sofrer efeitos colaterais, como déficit do sistema imunológico, problemas de cicatrização de feridas, altos níveis de estresse etc. Portanto, limitando o tempo do jejum a cinco dias por mês ou a cada seis meses, reduziríamos ao mínimo também a possibilidade dos efeitos colaterais.

Era um horizonte teórico fascinante, mas quando experimentamos o jejum simples com água por apenas três dias em pacientes oncológicos, o resultado foi desastroso, não porque os dados não fossem bons (ao contrário, eram muito promissores), mas porque, quando o oncologista lhes dizia para praticarem um jejum à base de água durante a quimioterapia, os pacientes temiam que fosse árduo demais e viam a água como algo que os enfraqueceria e não poderia ser tão eficaz quanto os remédios; isso para não falar da resistência que encontramos por parte de médicos e enfermeiros (ver Capítulo 7 sobre a prevenção e o tratamento do câncer).

Enquanto conduzíamos nossos estudos sobre o câncer, sabíamos que, para poder ter certeza de que as células dos camundongos haviam passado a uma condição de proteção, teríamos de encontrar quatro mudanças importantes: redução do nível do fator do crescimento IGF-1, redução do nível de glicose, altos níveis do subproduto da decomposição das gorduras (os corpos cetônicos) e altos níveis do inibidor do fator de crescimento IGFBP-1.

DIETA PERIÓDICA QUE IMITA O JEJUM (*DIETA MIMA-DIGIUNO* – DMD), GESTÃO DO PESO E LONGEVIDADE COM BOA SAÚDE

Para obter esses resultados, elaboramos uma dieta pobre em proteínas e açúcares e rica em certos tipos de gorduras saudáveis e que se beneficiava das inúmeras tecnologias nutricionais, desenvolvidas em nossos laboratórios, para assegurar que o paciente receberia uma alimentação adequada, maximizando os efeitos do tratamento oncológico. Chamamos essa dieta de "dieta que imita o jejum".

Ao testarmos a DMD por quatro dias, duas vezes por mês, em camundongos de 16 meses (o equivalente a seres humanos de 45 anos), obtivemos resultados consideráveis:

1) A duração da vida de 75% e de 50% (a idade alcançada por 75% e por 50% dos camundongos) prolongou-se, respectivamente, em 18% e 11%.

2) Os camundongos perderam uma parte considerável da gordura abdominal sem perda de massa muscular.

3) Os camundongos mostraram uma perda menor da densidade mineral óssea, ligada ao envelhecimento.

4) Os tumores se reduziram quase pela metade, mas a maior parte deles reapareceu após 26 meses (equivalentes a cerca de 80 anos do ser humano), em vez de 20 meses (equivalentes a cerca de 60 anos do ser humano) do grupo submetido à alimentação normal. Além disso, a maioria das lesões anômalas nos camundongos submetidos à dieta que imita o jejum apresentava-se, no máximo, em dois órgãos, indicando que muitos tumores eram benignos. Resumindo: em idade mais avançada, o grupo submetido à DMD adoecia bem menos de câncer e, muitas vezes, de tumores benignos.

5) Os distúrbios inflamatórios da pele se reduziram pela metade.

6) O sistema imunológico rejuvenesceu graças a um processo de regeneração a partir das células-tronco. A regeneração também ocorreu no fígado, nos músculos e no cérebro. Os níveis de diversos tipos de células-tronco cresceram.

7) Os camundongos idosos, submetidos a ciclos da DMD, mostraram uma coordenação motora melhor e um desempenho mais eficaz na aprendizagem e na memorização em três testes cognitivos, indicando uma funcionalidade cerebral menos senil.

A fim de corroborar o estudo sobre a DMD em camundongos de meia-idade, mostramos em outro estudo que o jejum periódico é capaz de promover a regeneração a partir das células-tronco de partes consistentes do sistema imunológico. O jejum provoca a destruição de uma grande quantidade de células imunológicas, mas também a ativação das células-tronco do sangue e da espinha dorsal. Quando os camundongos voltam a se nutrir, essas células-tronco ativam a regeneração do sistema imunológico e nervoso, enquanto as células imunológicas que acabaram de se regenerar têm as características de células mais jovens e mais funcionais, indicando que as células velhas, deterioradas e disfuncionais foram substituídas por outras novas, jovens e funcionais.[1]

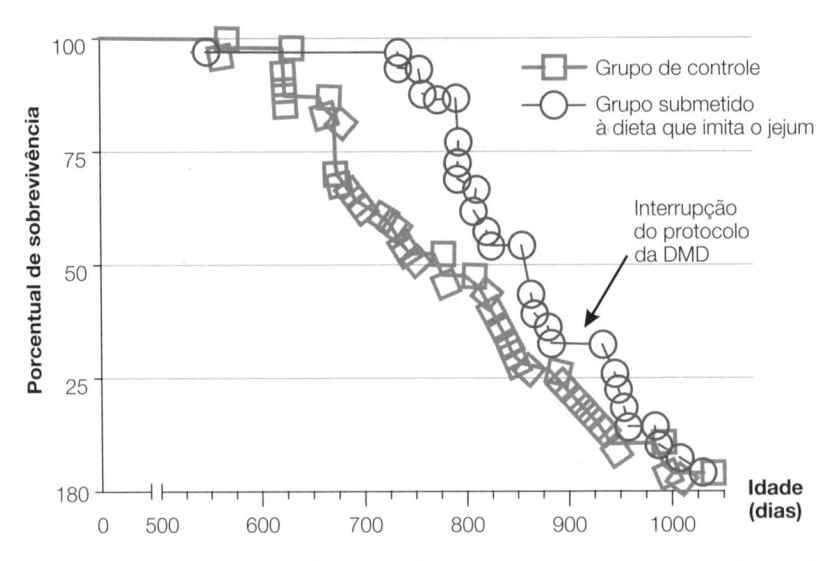

6.1 Os camundongos que recebem a dieta que imita o jejum duas vezes por mês a partir dos 16 meses têm uma vida mais longa.

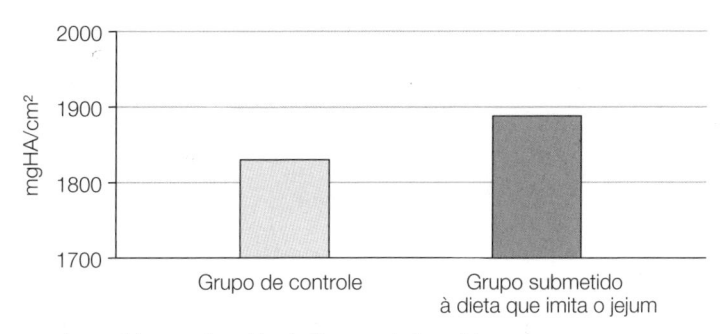

6.2 Os camundongos idosos, submetidos à dieta que imita o jejum, mostram uma menor perda da densidade mineral óssea (mgHA) em comparação com o grupo de controle.

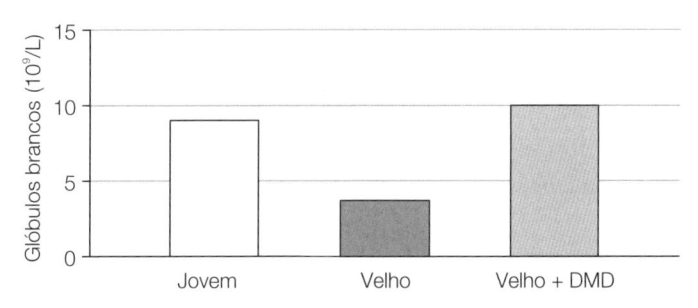

6.3 Nos camundongos idosos, a dieta que imita o jejum, iniciada na meia-idade, rejuvenesce o sistema imunológico.

Os efeitos da dieta que imita o jejum no ser humano: uma experimentação clínica em cem indivíduos

Os notáveis resultados dos estudos em camundongos nos estimularam a desenvolver uma DMD específica para o ser humano, que, diferentemente daquela elaborada para os pacientes oncológicos (ver Capítulo 7), contém calorias, vitaminas, minerais e nutrientes essenciais em uma medida que requer o mínimo de supervisão por parte de um médico ou biólogo nutricionista, podendo ser praticada pela maioria das pessoas.

Quer se fale do jejum cristão, praticado na Quaresma, quer do muçulmano, praticado no Ramadã, ou do dia da semana em que os hindus jejuam, a abstenção de comida é uma tradição muito antiga.

Embora os dados sobre a frequência do jejum no período pré-histórico (Paleolítico e Neolítico) sejam muito limitados, certo é que, para os homens, assim como para os primatas que os antecederam, o jejum periódico prolongado era um evento muito comum, consequência da falta de alimento em razão das condições sazonais e climáticas. Nas tradições religiosas, a abstenção de alimento torna-se uma escolha. Em tempos recentes, a dificuldade de praticá-lo e a incerteza quanto a seus benefícios induziram a maior parte das pessoas a abandoná-lo. Por exemplo, os quarenta dias de restrição calórica que terminam com uma semana em que se consome apenas água desapareceram quase por completo da prática dos católicos, e o tradicional jejum do mês de Ramadã, entendido como período de sobriedade e autodisciplina, teve como consequência para muitos praticantes muçulmanos um aumento de peso corporal, devido à alimentação excessiva após o pôr do sol.

Apesar disso, a constância do jejum na maioria das práticas religiosas é uma confirmação das seguintes hipóteses: 1) o jejum pode ter efeitos poderosos; 2) o jejum em geral é seguro se praticado do modo correto; 3) o jejum não é uma dieta da moda, mas faz parte da nossa evolução e da nossa história. Também são muitos os dados sobre sua segurança, provenientes de grandes clínicas, como a Clínica True North, no norte da Califórnia, a Clínica Buchinger, na Alemanha, e o Hospital Universitário Charité, em Berlim, onde, sob a supervisão de uma equipe médica, o jejum é praticado por uma semana ou mais por mais de 5 mil pacientes por ano. Como o jejum nessas clínicas prevê apenas água (True North) ou poucas centenas de calorias por dia (Buchinger, Charité), até o momento foi realizado apenas em clínicas e com a supervisão dos médicos. Em todo o mundo, médicos e nutricionistas prescrevem o jejum aos seus pacientes, mas poucos têm a formação adequada para fazê-lo, tornando-o perigoso.

Desse modo, era essencial elaborar uma dieta que imitasse o jejum e: 1) fornecesse calorias suficientes para ser mais segura do que o jejum; 2) fornecesse uma variedade de componentes que fosse apreciada pela maioria das pessoas; 3) fosse 100% de origem vegetal, baseada na dieta da longevidade (ver Capítulo 4); 4) fosse tão eficaz quanto o jejum.

Partindo dos estudos realizados em animais, o objetivo da dieta que imita o jejum era não apenas atingir doenças específicas, mas também agir sobre o envelhecimento e promover a longevidade saudável mediante os seguintes mecanismos essenciais: 1) induzir nas células a modalidade de proteção antienvelhecimento; 2) incentivar a regeneração das células por meio da recuperação de seus componentes danificados; 3) eliminar as células danificadas de muitos órgãos e sistemas e substituí-las por células de nova geração, mediante a ativação das células-tronco e 4) promover um processo que queimasse a gordura abdominal e continuasse a fazê-lo mesmo depois que a pessoa retornasse à alimentação normal, sem reduzir a massa muscular.

Os resultados de nosso estudo randomizado em cem pacientes, que testaram essa dieta que imita o jejum por cinco dias por mês e durante três meses, foram impressionantes e compreenderam as seguintes constatações em indivíduos com níveis mais altos do que o ideal nos fatores que interessavam:

1) Perda de mais de 3,6 kg aproximadamente, em geral de gordura abdominal.
2) Aumento da massa muscular relativa ao peso corporal.
3) Diminuição de 12 mg/dl da glicose em indivíduos com valores altos de glicemia em jejum, mas não naqueles com valores baixos de glicemia em jejum.
4) Diminuição de 6 mmHg da pressão sanguínea em indivíduos com pressão moderadamente alta, mas não naqueles com pressão baixa.

5) Diminuição de 20 mg/dl do colesterol.
6) Nos indivíduos de risco, diminuição de 60 ng/ml do IGF-1 (que tanto em nossos estudos quanto nos de outros pesquisadores está associado a uma maior incidência do risco de tumor).
7) Diminuição de 1,5 mg/dl e, na maioria dos casos, retorno a níveis normais da proteína C-reativa, associada a estados inflamatórios e fator de risco para doenças cardiovasculares.
8) Diminuição de 25 mg/dl dos triglicérides.

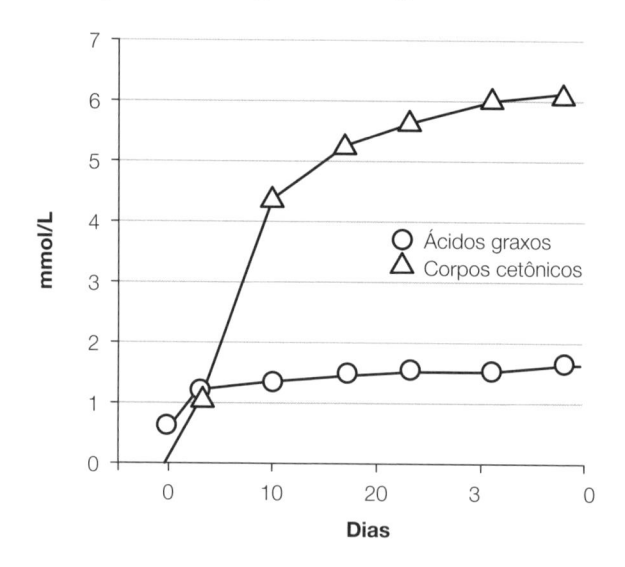

6.4 Gorduras e corpos cetônicos no sangue de pacientes submetidos ao jejum. Após poucos dias de jejum, o corpo humano utiliza a gordura em vez da glicose para obter energia.

Três meses após o último ciclo da dieta que imita o jejum, os indivíduos ainda se beneficiaram de uma significativa redução da gordura corporal, da circunferência abdominal, da glicemia, do IGF-1 e da pressão sanguínea. Esse fato permite deduzir que, para indivíduos relativamente saudáveis, com um ou nenhum desses fatores de risco de nível moderadamente elevado, pode ser suficiente praticar a DMD a cada três meses.

DIETA PERIÓDICA QUE IMITA O JEJUM (*DIETA MIMA-DIGIUNO* – DMD),
GESTÃO DO PESO E LONGEVIDADE COM BOA SAÚDE

Dieta que imita o jejum: a cura "a partir de dentro"

Se considerarmos que um homem ou uma mulher de 45 anos pode tornar-se pai de um recém-nascido, cujas células e cujos sistemas se encontram "na idade 0" e, portanto, são quase perfeitos, já sabemos que o corpo contém todas as informações de que necessita para gerar um novo conjunto de órgãos e sistemas, que funciona de modo perfeito ou quase. É possível ativar um programa regenerativo semelhante em um organismo adulto?

Sou suspeito para dizer, pois descobri seus efeitos, mas talvez a DMD seja a melhor maneira de iniciar esse programa de regeneração e de autorregeneração, potencialmente sem ou com pouquíssimos efeitos colaterais. Os resultados dos ensaios clínicos com o grupo de controle que acabei de exemplificar, obtidos em apenas três meses e após três ciclos de DMD, de cinco dias cada um, estão em consonância com os resultados obtidos em camundongos e indicam que a DMD age, em primeiro lugar, decompondo e regenerando o interior das células e matando as células danificadas. De fato, de maneira análoga ao que observamos em camundongos, no sangue dos pacientes submetidos a essa dieta vê-se uma momentânea elevação das células-tronco em circulação.

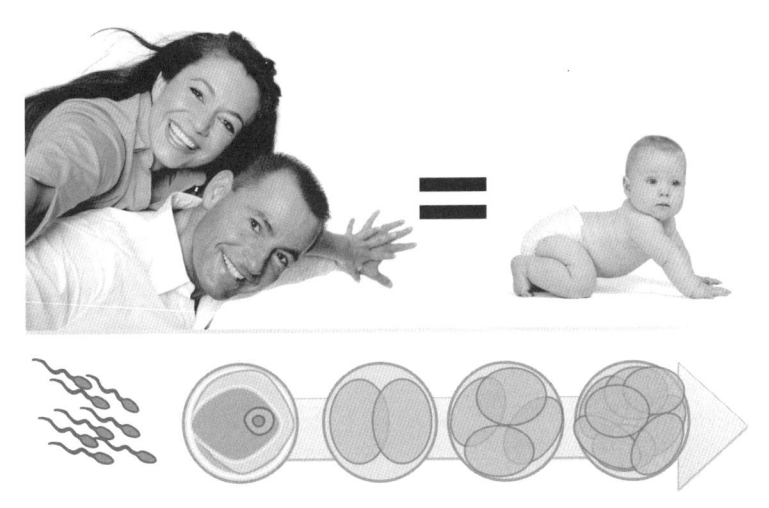

6.5 Um espermatozoide e o óvulo de um casal de cerca de 40 anos conseguem gerar um recém-nascido perfeito.

Portanto, ao alimentar as pessoas com uma dieta muito específica, que engana o organismo fazendo-o acreditar que está praticando o jejum, obriga-se a maior parte das células a passar de um estado de *stand-by* e a destruir componentes desnecessários (proteínas, mitocôndrias etc.); outras células, por sua vez, são simplesmente mortas. Como resultado, tem-se: 1) o organismo pode economizar energia tendo menos células, mas também células menos ativas; 2) as células recebem energia ou podem fornecer energia a outras células, destruindo e utilizando seus próprios componentes com um processo chamado de "autofagia". Para fazer uma analogia, podemos pensar em uma velha locomotiva a vapor que queima lenha e não a tem em quantidade suficiente para seguir adiante. Para que o trem consiga chegar à próxima estação, o foguista pode começar a queimar os assentos de madeira, tornando os vagões mais leves e, ao mesmo tempo, gerando o vapor que permite continuar a viagem. Assim como o trem pode ser reconstruído quando chegar à estação seguinte, as células, os sistemas e os órgãos que entram em colapso durante o jejum se reconstruirão por meio da ativação das células-tronco ou progenitoras, que induzem a regeneração depois que a pessoa volta a se alimentar normalmente.

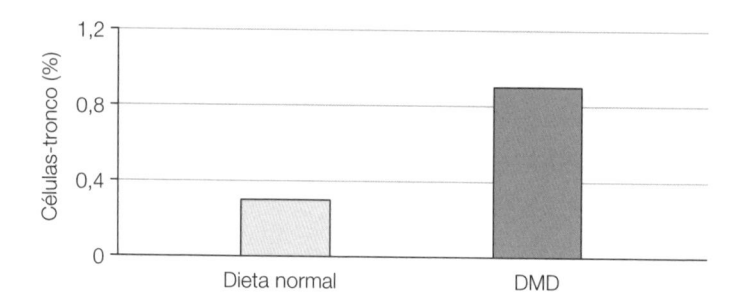

6.6 Células-tronco no sangue de pacientes submetidos à dieta que imita o jejum.

Dieta que imita o jejum *versus* medicamentos e terapias com células-tronco

O erro de muitos defensores de medicamentos alternativos é evitar a todo custo a medicina tradicional e as novas tecnologias. Por outro lado, o erro de muitos cientistas que buscam novas tecnologias e de muitos médicos é evitar a todo custo os medicamentos alternativos e as terapias naturais. Muitas vezes, o resultado é um tratamento ou uma medida preventiva apenas parcialmente eficaz. No Capítulo 7, ilustrarei a eficácia da associação de estratégias alimentares e terapia tradicional na prevenção e no tratamento de tumores: de fato, demonstramos que as duas coisas juntas podem funcionar muito bem para os pacientes oncológicos. Os medicamentos e os tratamentos com células-tronco não deveriam substituir o uso da alimentação e de outras intervenções para incentivar a autocura, mas deveriam ser usados quando essas medidas naturais não forem suficientes. No caso de uma pessoa de 45 anos com colesterol ligeiramente alto ou de outra de 55 com pressão superior a 135/85, ou para uma mulher cuja avó morreu de câncer de mama aos 85 anos, talvez os medicamentos possam ser substituídos ou, ao menos, precedidos pelo uso da dieta que imita o jejum, como evidenciam nossos resultados clínicos.

Por exemplo, as estatinas são fármacos que reduzem o colesterol ao diminuírem a atividade da enzima HMG-CoA redutase e das enzimas correlatas. A capacidade desse medicamento de bloquear a síntese do colesterol é resultado de uma série de pesquisas muito sofisticadas, que se iniciaram com a identificação do gene do colesterol e chegaram à seleção de medicamentos que agem sobre alvos específicos. No entanto, sua abordagem é muito pouco sofisticada, pois é uma solução "tampão", que não resolve o problema na raiz, mas apenas reduz um dos fatores negativos, gerados pelo problema. Certa vez, ao conversar com um especialista em colesterol, perguntei-lhe: "Por que o organismo de algumas pessoas produz muito mais colesterol do que o necessário? O que esse organismo está tentando fazer?". Ele me olhou com uma expressão entre incomodada e surpresa e respondeu: "Não sei, só sei que é assim que age". Na maioria dos casos, senão em todos, os organismos não desperdiçam recursos preciosos para gerar moléculas das quais não precisam. Portanto, "tratar" uma pessoa com colesterol alto não consiste em bloquear sua produção, mas em descobrir por que o corpo o produz em excesso e a qual ordem o sistema está respondendo desse modo. Limitar-se a bloquear a produção de colesterol é como acrescentar mais fluido de arrefecimento em um automóvel cujo motor superaquece. Sem dúvida, resfriá-lo ajuda, mas o problema do motor não se resolve, e chegará o momento em que, de todo modo, vai parar de funcionar. Não é de surpreender que uma análise de onze diferentes estudos randomizados tenha revelado que a ingestão de estatinas não provoca nenhuma diferença no risco de morte.[2] O mesmo se pode afirmar em relação à maior parte dos medicamentos que têm o objetivo de abaixar o colesterol, a glicemia ou a pressão sanguínea: não resolvem o problema, tentam contorná-lo. Em alguns casos, funcionam, salvam vidas e prolongam a vida das pessoas, mas muitas vezes resolvem parcialmente um problema criando outro. Por essa razão, como ressaltei nos capítulos anteriores, estou convencido de que os biólogos e os médicos deveriam colaborar para criar equipes dotadas de capacidades muito mais sofisticadas de resolução de problemas, que pudessem ter um impacto imediato sobre a saúde dos pacientes. Colaboramos com médicos e usamos essa estratégia há muitos anos, e estamos convencidos de que, no futuro, essa se tornará a abordagem-padrão.

Sabemos que a maioria das pessoas com 18 anos não tem elevados fatores de risco para doenças, pois é o envelhecimento, unido à má alimentação, que danifica muitos sistemas. A partir dos 30 e dos 40 anos, os danos devidos ao envelhecimento podem resultar em altos níveis de açúcar no sangue, colesterol, estados inflamatórios, hipertensão etc. Em teoria, um dia teremos condições de substituir as células musculares que não respondem bem à insulina e, portanto, são centrais no desenvolvimento do diabetes, por células mais jovens e funcionais, que respondam bem à insulina, usando terapias nas quais as células-tronco ou progenitoras sejam injetadas no paciente e gerem novas células musculares. Trata-se, porém, de uma iniciativa difícil, pois primeiro é necessário eliminar as células musculares existentes e depois recriar todas as condições – extremamente complexas – responsáveis pela construção do músculo no momento do nascimento do organismo. A grande vantagem da abordagem da dieta que imita o jejum, experimentada em nossos ensaios clínicos, em relação aos tratamentos farmacológicos e às terapias com células-tronco é que ela comporta uma resposta altamente coordenada. Nesse momento, provavelmente a DMD representa o modo mais eficaz para responder a muitos dos problemas relacionados ao envelhecimento e à má alimentação, mediante a reparação ou à substituição das células e, portanto, o rejuvenescimento das próprias células, dos sistemas e dos órgãos.

Recentemente, descobrimos que a DMD pode alcançar esses resultados aproveitando-se dos milhares de anos de evolução, ativando um "programa de autocura" semelhante ao processo de desenvolvimento que ocorre em um recém-nascido. Demonstramos isso em camundongos, mas o fato de que, em resposta à DMD, indivíduos humanos caracterizados por baixos níveis de pressão sanguínea, glicemia, colesterol e inflamação não tenham mostrado alterações dignas de nota nesses fatores de risco, enquanto alterações muito consideráveis foram registradas nos indivíduos com altos níveis em todos esses parâmetros, indica a concretização de um rejuvenescimento e de uma consequente "reversão" do dano e do problema, diferente do simples "bloqueio" da síntese do colesterol ou da redução da glicemia, como os obtidos com a ingestão de estatinas ou de medicamentos contra o diabetes.

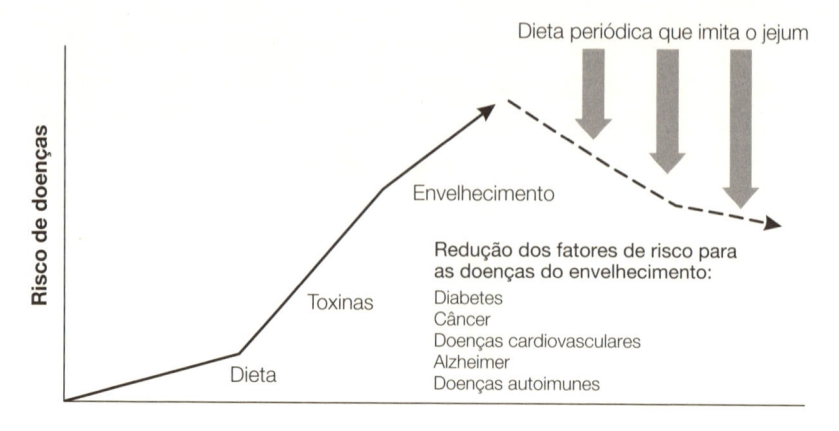

6.7 Efeito do rejuvenescimento da dieta que imita o jejum.

A dieta que imita o jejum
(*Dieta Mima-Digiuno* – DMD)

O que segue é uma versão simplificada da dieta que imita o jejum, testada em nosso estudo clínico, realizado no Hospital Keck da USC, em mais de cem pacientes. Seu objetivo não é fornecer receitas para que os pacientes possam preparar e testar a dieta sozinhos, mas dar informações gerais e úteis a um médico ou biólogo nutricionista especializado, para que ele ajude o paciente a implementar a dieta.

Já a DMD, testada clinicamente e comercializada pela L-Nutra Italia, é muito mais complexa e inclui uma formulação precisa, com ingredientes que, em geral, não estão disponíveis nas lojas. A DMD testada clinicamente inclui ainda instruções sobre a dosagem específica de ingredientes particulares com base no peso da pessoa que a ela se submeterá.

Quem pode seguir essa dieta

1) A DMD deve ser feita sob a supervisão de um médico ou de um biólogo nutricionista. Tanto eu quanto a L-Nutra Italia e a Fundação Create Cures, fundada por mim, estamos

formando uma rede de médicos e biólogos nutricionistas especializados nessas terapias suplementares. O objetivo é maximizar o uso da DMD, minimizando os riscos e os custos.

2) Essa dieta pode ser feita por qualquer adulto saudável e com peso normal, entre os 18 e os 70 anos. No entanto, existem mutações genéticas raras que não permitem jejuns prolongados. Caso se notem efeitos colaterais além de um pouco de fraqueza/fadiga ou dor de cabeça, aconselha-se entrar em contato com o médico ou nutricionista ou consumir a quantidade mínima de suco de fruta, necessária para eliminar o problema.

3) De modo geral, a DMD é desaconselhada a quem tem mais de 70 anos. As pessoas com mais de 70 anos só podem fazê-la se forem saudáveis, se estiverem acima do peso ou forem obesas e não tiverem perdido mais de 5% de peso nos últimos cinco anos. Mesmo assim, é necessária a aprovação de um geriatra ou médico especializado.

4) Essa dieta pode ser feita por pessoas com doenças específicas (ver os capítulos seguintes), mas apenas com a aprovação do médico especializado na doença e junto com o biólogo nutricionista ou o médico especializado na DMD ou no jejum terapêutico.

Quem não pode seguir essa dieta

1) Gestantes.
2) Pessoas com anorexia, que estão abaixo do peso ou com níveis de massa muscular muito baixos.
3) Pessoas com mais de 70 anos ou que estejam frágeis/fracas em qualquer idade.
4) Pessoas afetadas por patologias e que não tenham a aprovação do médico que as acompanha em seu tratamento nem do médico ou biólogo nutricionista especializado na DMD. Nos casos de doenças graves ou relativamente graves (câncer,

diabetes, doenças cardiovasculares, doenças autoimunes, doenças neurodegenerativas etc.), é importante envolver tanto o médico especialista quanto o médico ou biólogo nutricionista, especializado na DMD ou no jejum terapêutico.

5) Pessoas que usam medicamentos e que não tenham a aprovação do médico que as acompanha em seu tratamento nem do médico ou biólogo nutricionista especializado na DMD. Em geral, se o médico considerar oportuno e não problemático, a solução ideal é interromper a ingestão de medicamentos durante os cinco dias de DMD.

6) A DMD nunca pode ser combinada com insulina ou medicamentos que reduzem os níveis de açúcar no sangue, pois essa combinação é potencialmente letal. Mesmo depois de terminar a DMD, o paciente poderia ficar suficientemente sensível à insulina, a ponto de atingir níveis glicêmicos muito baixos. Portanto, no caso de pacientes diabéticos, é necessário envolver desde o início tanto o diabetologista quanto o especialista em DMD ou em jejum terapêutico.

7) Pessoas com pressão sanguínea baixa ou que tomam medicamentos para hipertensão e que não tenham a aprovação de um médico especializado.

8) Pessoas afetadas por mutações raras, que bloqueiam a capacidade do organismo de produzir glicose a partir do glicerol e dos aminoácidos (gliconeogênese).

9) Esportistas durante os períodos de treinamento ou de competição. Um elevado esforço muscular requer níveis de glicose que não estarão disponíveis no sangue durante a DMD. Há risco de desmaio.

10) Não combinar a DMD com banhos muito quentes e prolongados, sobretudo no verão ou em períodos de calor. Há risco de desmaio.

11) Não combinar a DMD com esporte ou exercício físico mais intenso do que a caminhada veloz. Há risco de desmaio.

12) Não combinar a DMD com natação.

Quando deve ser feita

Essa é uma decisão do médico ou do biólogo nutricionista. As diretrizes a eles destinadas são as seguintes:

1) Uma vez por mês para pessoas com sobrepeso ou obesas e que apresentem pelo menos dois fatores de risco para o diabetes, o câncer, doenças cardiovasculares e doenças neurodegenerativas.

2) Uma vez a cada dois meses para pessoas com peso normal e que apresentem pelo menos dois fatores de risco para o diabetes, o câncer, doenças cardiovasculares e doenças neurodegenerativas.

3) Uma vez a cada três meses para pessoas com peso normal e que apresentem pelo menos um fator de risco para o diabetes, o câncer, doenças cardiovasculares e doenças neurodegenerativas.

4) Uma vez a cada quatro meses para pessoas saudáveis, com alimentação normal e que pratiquem pouca atividade esportiva.

5) Uma vez a cada seis meses para pessoas saudáveis, com alimentação correta (ver Capítulo 4) e que pratiquem atividade esportiva regularmente.

Quando é aconselhado iniciar?

Muitas pessoas decidem iniciar a DMD no domingo à noite, para terminá-la na sexta-feira, também à noite. Essa é uma decisão tomada com base em uma motivação puramente social, que permite às pessoas retornar à dieta de transição na sexta-feira à noite e à alimentação normal no sábado à noite.

Preparação

Pelo menos uma semana antes de iniciar a dieta que imita o jejum, é recomendável seguir uma nutrição completa, que inclua 0,8 grama de proteínas por quilo de peso corporal ao dia, de preferência de vegetais e peixe, suplementos multivitamínicos completos e de ômega-3, tomados pelos menos duas vezes ao longo dos sete dias, ômega-3 etc. (ver Capítulo 4).

Mostre essas indicações ao seu nutricionista.

A DMD

Dia 1: 1.100 calorias.

- 500 calorias em carboidratos complexos (verduras como brócolis, tomate, cenoura, abóbora, cogumelos etc.).
- 500 calorias em gorduras saudáveis (nozes, amêndoas, avelãs, azeite de oliva). Um suplemento multivitamínico/mineral.
- Um suplemento de ômega-3/6.
- Chá sem açúcar (de três a quatro xícaras por dia).
- 25 gramas de proteínas de origem vegetal, contidas principalmente nas oleaginosas.
- Água à vontade.

Esses ingredientes devem ser divididos entre o café da manhã, o almoço e o jantar ou podem ser consumidos em duas refeições e um lanche.

Dias 2-5: 800 calorias.

- 400 calorias em carboidratos complexos (verduras como brócolis, tomate, cenoura, abóbora, cogumelos etc.).
- 400 calorias em gorduras saudáveis (nozes, amêndoas, avelãs, azeite de oliva). Um suplemento multivitamínico/mineral.
- Um suplemento de ômega-3/6.

- Chá sem açúcar.
- Água à vontade.

Esses ingredientes devem ser divididos entre o café da manhã, o almoço e o jantar ou podem ser consumidos em duas refeições e um lanche.

Após a DMD: dieta de transição

Após a DMD (dia 6): por 24 horas após o fim dos cinco dias de DMD, é necessário adotar uma dieta à base de carboidratos complexos (verduras, cereais, macarrão, pão, frutas, sucos de fruta, nozes, amêndoas etc.) e reduzir o consumo de peixe, carne, gorduras saturadas, doces, queijos, leite etc.

Advertências

1) Não dirigir ou dirigir com muita cautela até ter certeza de que a DMD não prejudica a segurança ao volante.
2) Aconselha-se que a pessoa se submeta à DMD na presença de outra pessoa.

O que esperar: efeitos colaterais

1) Algumas pessoas apresentam uma sensação de fraqueza durante alguns dias da DMD; outras, por sua vez, afirmam que sentem mais energia.
2) Em geral, durante alguns dias da DMD, a maioria das pessoas apresenta dor de cabeça leve ou normal. Esse efeito se reduz em grande medida durante o segundo ou terceiro ciclo da DMD.[3]
3) Em geral, a maioria das pessoas sente fome durante os primeiros dois a três dias da DMD. Esse efeito se reduz em grande medida durante o segundo ou terceiro ciclo da DMD.
4) Durante a DMD, algumas pessoas apresentam uma leve dor nas costas, que desaparece depois que retornam à dieta normal.

O que esperar: efeitos positivos

Além dos efeitos regenerativos, da redução da gordura abdominal e da diminuição dos fatores de risco para várias doenças (como explicado anteriormente neste capítulo), muitas pessoas observam os seguintes efeitos durante e após a DMD:

1) Pele mais luminosa, que muitos definem como "mais jovem".
2) Menos sonolência e mais energia, sobretudo à tarde (embora algumas pessoas observem o oposto).
3) Maior lucidez mental.
4) A capacidade de evitar excessos depois que retornam à alimentação normal. Por exemplo, reduz-se o consumo de açúcares e de calorias e tende-se menos aos excessos no consumo de café, álcool, doces etc.

7
ALIMENTAÇÃO E DIETA QUE IMITA O JEJUM NA PREVENÇÃO E NO TRATAMENTO DE TUMORES*

Agradeço ao professor Alessio Nencioni, especialista em Medicina Interna na área de Oncologia do Hospital San Martino, da Universidade de Gênova, e ao professor Alessandro Laviano, do Departamento de Medicina Clínica da Universidade La Sapienza, de Roma, pela leitura e pelos conselhos relativos a este capítulo.

O escudo de prata

Minha formação na UCLA e minhas pesquisas na USC sempre foram do tipo "translacional", ou seja, sempre tiveram como objetivo as aplicações médicas das descobertas, a melhoria da nossa saúde e do nosso bem-estar. Até 2003, porém, meu grupo de pesquisa na USC trabalhou predominantemente com a genética do envelhecimento nos organismos

---

* O conteúdo deste capítulo não deve ser utilizado para efetuar autodiagnósticos nem como terapia para doenças, mas pode ser apresentado a um médico especialista caso se tenha em vista o tratamento de uma patologia.

simples e com o mal de Alzheimer nas células e nos camundongos. Após a experiência no Hospital Infantil de Los Angeles, com crianças doentes de câncer, e graças aos fundos provenientes do Instituto Nacional de Saúde dos Estados Unidos e de instituições privadas, comecei a direcionar grande parte da atividade dos meus laboratórios para a pesquisa sobre o câncer. Embora àquela altura já se soubesse muito bem como funcionam as alterações genéticas e celulares das células tumorais e como proteger as células saudáveis, esses conhecimentos, em minha opinião, não levavam a resultados igualmente significativos.

Nosso primeiro estudo em camundongos no âmbito da pesquisa oncológica, que mencionei anteriormente, baseava-se nas pesquisas realizadas em microrganismos. Junto com a competentíssima pesquisadora florentina Paola Fabrizio, publicamos uma série de importantes pesquisas, usando a levedura para identificar os genes que aceleram o envelhecimento. Por sua vez, Mario Mirisola, outro talentoso pesquisador italiano que foi a meu laboratório, ajudou-me a demonstrar a conexão entre esses genes e nutrientes como aminoácidos e açúcares. Por fim, uma terceira pesquisadora italiana do meu laboratório, Federica Madia, contribuiu para demonstrar uma série de excelentes publicações sobre como esses genes controlam a proteção do DNA. Já na pesquisa conduzida com Paola, notei que esses genes eram os mesmos que desempenhavam um papel central no câncer: os oncogenes. Quando os genes sofrem mutações específicas (uma mudança na sequência do DNA), tornam-se "oncogenes", ou seja, permitem que as células tumorais continuem a crescer também na falta de sinais externos que as estimulem a fazê-lo. Com Paola, descobrimos que os oncogenes enfraquecem também as células da levedura: elas se tornam mais sensíveis não apenas ao envelhecimento, mas também à deterioração por toxinas. Além disso, do nosso ponto de vista, eles dão às células uma característica fundamental: a capacidade de desobedecer ao comando de parar de crescer.

Não me lembro exatamente de quando me veio a ideia, mas certo dia chamei uma de minhas colegas, uma famosa especialista em envelhecimento, e lhe disse: "Acho que descobri um modo para distinguir todas as células tumorais das saudáveis". E, retomando uma metáfora comum no mundo da pesquisa oncológica, no qual todos buscam a "bala de prata" capaz de identificar e destruir apenas as células tumorais, acrescentei: "Não é uma bala de prata, é apenas um escudo de prata".

O comentário da minha colega foi: "Claro, interessante!", mas provavelmente ela não tinha a menor noção do que eu acabara de lhe dizer. O que eu estava lhe propondo, e que mais tarde chamaria de "resistência diferencial ao estresse", baseava-se na ideia de que, se pararmos de alimentar um organismo tirando dele as proteínas e os açúcares, ele entrará em uma modalidade de "alta proteção" (o "escudo"); mas as células tumorais não obedecerão à ordem de parar de crescer e, portanto, não entrarão na modalidade de alta proteção.

Imagine uma cena de guerra, na qual os soldados romanos e os soldados cartagineses se enfrentam no campo de batalha, usando o mesmo uniforme, mas falando duas línguas diferentes. O que a maioria das terapias oncológicas fez e continua a fazer é buscar a bala de prata, que no nosso caso seria a "flecha de prata", capaz de matar os cartagineses sem matar os romanos (ou vice-versa): uma missão extremamente difícil, porque os soldados são parecidos e, de longe, um arqueiro provavelmente acabará matando tanto romanos quanto cartagineses.

No entanto, como dizíamos, romanos e cartagineses falam duas línguas diferentes: antes de lançarem as flechas, os arqueiros romanos poderiam emitir um grito em latim, a fim de ordenar aos soldados romanos que se ajoelhem e se protejam sob seus escudos. Como apenas os romanos falam latim, apenas eles se ajoelhariam, protegendo-se sob os escudos, enquanto os cartagineses permaneceriam em pé, tornando-se alvos das flechas.

Os romanos são as células saudáveis, e os cartagineses, as tumorais; os arqueiros são os oncologistas, e as flechas, a quimioterapia ou, de modo geral, os tratamentos antitumorais.

Se tirarmos a alimentação de um paciente oncológico e nele injetarmos os medicamentos quimioterápicos, as células responderão à ordem dada pelo jejum ("Entrar na modalidade de proteção!") e formarão o escudo, enquanto as células tumorais desobedecerão, permanecendo vulneráveis. Essa estratégia teria o potencial de eliminar todas as células tumorais, reduzindo ao mínimo os danos às células saudáveis.

Quando comecei a propor aos oncologistas que privassem seus pacientes de alimentação, eles acharam uma péssima ideia. Normalmente, durante a terapia, os pacientes oncológicos perdem muito peso, e os médicos pedem a eles que comam mais. Para receber a permissão de começar a fazer experimentos com os pacientes, primeiro era necessário obter resultados muito convincentes em camundongos, e pedi tanto a Changhan Lee, pesquisador do meu laboratório de Los Angeles, quanto a Lizzia Raffaghello, minha amiga e colega, que de Los Angeles se transferiu para o Hospital Pediátrico Gaslini, em Gênova, que fizessem um experimento simples: submeter os camundongos a um jejum com apenas água por dois a três dias antes de administrar neles diversos ciclos de quimioterapia.

Vários colegas que ficaram sabendo desse experimento acharam a ideia ridícula. Como o jejum poderia fortalecer as células em vez de enfraquecê-las? Os resultados foram além das nossas melhores expectativas: teoricamente, todos os camundongos submetidos ao jejum durante a quimioterapia sobreviveram e se moviam como os que estavam em plena saúde, enquanto os camundongos alimentados normalmente estavam muito mal e se moviam pouco; nas semanas sucessivas, 65% deles morreram. Tínhamos a demonstração de que esse efeito, para muitos medicamentos quimioterápicos, baseava-se na capacidade do jejum de provocar a "resistência diferencial ao estresse", explicada antes, ou a proteção contra inúmeros tipos de toxinas, não apenas contra algumas. Percebemos que essa descoberta tinha um grande potencial do ponto de vista clínico, mas que não seria fácil traduzi-la na prática.

Aos ativistas pelos direitos dos animais

De vez em quando, sou procurado por ativistas pelos direitos dos animais, que me perguntam se os testes em animais são necessários. Respondo que, antes de tudo, tentamos conduzir nossas pesquisas usando o máximo possível de células e microrganismos, mas, para conseguir testar qualquer coisa no ser humano, não temos outra escolha a não ser fazê-lo antes em camundongos.

No que se refere ao jejum, tal como ocorre com as pessoas, os camundongos são submetidos a ele por poucos dias, e dele também se beneficiam: se jejuam, vivem por mais tempo e adoecem menos. Porém, quando neles administramos medicamentos quimioterápicos, sem dúvida sofrem; sou o primeiro a pensar que o que fazemos é errado, mas não temos alternativa. Alguns anos atrás, uma ativista que me escrevera, criticando-me pelos nossos estudos em animais, respondi que concordava com ela, mas lhe fiz a seguinte pergunta: "Se seu filho, seu irmão ou seu pai estivesse morrendo, e os médicos lhe dissessem que o único tratamento que poderia salvar a vida dele teria primeiro de ser testado em camundongos, ela consentiria com o experimento ou o deixaria morrer?". Acrescentei que tentamos limitar os testes em camundongos ao estritamente necessário para podermos passar à experimentação clínica em seres humanos, e que todas as doenças das quais nos ocupamos encontram-se em estágio avançado, são mortais ou devastadoras para os pacientes. Ela me respondeu que não sabia disso e que compreendia.

Mesmo sabendo que muitos ativistas continuarão a não concordar, peço a eles que respondam honestamente à pergunta feita antes e que levem em conta as consequências de suas ações. Se quisermos impedir os testes em animais, inclusive os necessários para a pesquisa sobre as doenças mortais, não deveríamos mais fazer uso nem mesmo de medicamentos como a Aspirina ou os antibióticos, e seria necessário pedir aos membros de nossa família que fizessem o mesmo. Insisto: sou a favor de que os testes em animais que provocam sofrimento sejam limitados ao necessário, como preliminares aos ensaios clínicos em pessoas, e que tenham por objeto doenças graves e em estágio avançado. Enquanto não tivermos uma alternativa melhor, não podemos agir de outro modo.

O tratamento contra o câncer (em camundongos)

Em 1812, Napoleão decidiu invadir a Rússia com um exército de mais de 450 mil soldados. Enquanto o exército marchava a caminho de Moscou, os russos, em vez de combatê-lo, retiraram-se, incendiando vilarejos e cidades antes que Napoleão chegasse a eles.

O imperador ficou surpreso e confuso: a estratégia dos russos consistia claramente em enfraquecer o exército francês com as armas da fome e do frio. A guerra havia se iniciado em junho, e os russos, continuando a se retirar e a incendiar, fizeram com que ela se arrastasse até dezembro. Quando o inverno chegou, o exército francês, enfraquecido pela fome e pelo frio, foi atacado e derrotado pelos russos. No fim da guerra, as perdas no exército napoleônico montavam a cerca de 400 mil soldados.

As células tumorais são como o exército napoleônico: continuam a marchar mesmo quando, para sobreviver, seria melhor parar e concentrar as próprias energias na defesa. Para sobreviver, elas precisam se alimentar muito bem, e a recomendação que se costuma fazer aos pacientes oncológicos é que comam, em certos casos, até mais do que o normal. Do ponto de vista intuitivo, isso faz sentido, como fazia sentido para os franceses, no verão de 1812, continuar a marchar rumo a Moscou e consumir alimentos mesmo quando as provisões eram limitadas. No entanto, desse modo, eles as exauriram e ficaram fracos demais para repelir o ataque dos russos durante o inverno, justamente como acontece com as células do câncer, submetidas ao jejum: continuam tentando se nutrir, mas isso as leva ao enfraquecimento e a fazer com que os nutrientes disponíveis já não sejam suficientes para a sobrevivência. Primeiro expliquei que, quando um camundongo ou ser humano não come por certo período, os níveis de glicemia e de muitos outros nutrientes se reduzem, provocando uma reação por parte das células saudáveis: elas reduzem ou interrompem o próprio crescimento e desaceleram sua atividade (o metabolismo), reforçando, por sua vez, as próprias defesas. À diferença das células saudáveis, as tumorais desobedecem e continuam a crescer mesmo quando já não há condições que permitam o crescimento.

Seja como for, para derrotar Napoleão, não foi suficiente fazer com que os franceses passassem fome; também foi necessário o ataque final dos russos. Do mesmo modo, depois que o jejum enfraquece as células do câncer, o ataque da quimioterapia torna-se essencial.

Quando tive a ideia do escudo de prata como consequência do jejum, eu também tinha em mente um dos ensinamentos fundamentais da biologia da evolução: a maior parte das mutações é deletéria, mas surge apenas em um ambiente bem específico. Isso significa que as mutações na sequência do DNA, muito numerosas nas células tumorais, aumentam a capacidade das células de crescer, mas tornam sua sobrevivência difícil ou muito difícil quando elas são expostas a condições desconfortáveis e complexas, como as criadas pela associação entre falta de alimento e quimioterapia. Portanto, a melhor estratégia é a colocada em prática pelo exército russo, de maneira magistral: reduzir à fome, pelo maior tempo possível, as células tumorais que, por desobedecerem, continuam a avançar, a fim de enfraquecê-las e, por fim, matá-las com a quimioterapia.

É possível transferir essa teoria para a prática? Nossos estudos e os de outros pesquisadores demonstram que o jejum, além de proteger as células saudáveis, torna a quimioterapia muito mais tóxica para o melanoma, o câncer de mama, o de próstata, o de pulmão e o colorretal, o neuroblastoma e muitos outros tipos de câncer. Em muitos casos, apenas o uso de ciclos de jejum ou de uma dieta que imita o jejum se mostrou tão eficaz quanto a quimioterapia. No entanto, assim como ocorre com a quimioterapia quando tomada isoladamente, o jejum sozinho não levou à recuperação. Em contrapartida, quando combinado com a quimioterapia, muitas vezes o resultado foi muito positivo: em outras palavras, com frequência, a associação de jejum e quimioterapia provoca a cura completa dos camundongos mesmo quando o tumor sofre metástase e se espalha por diversos órgãos. Nem todos os camundongos se curam, mas tanto minha equipe quanto outras viram a estabilização do porcentual de cura entre 20 e 60% para diversas tipologias de tumor: um resultado notável, embora por enquanto se refira apenas aos camundongos.

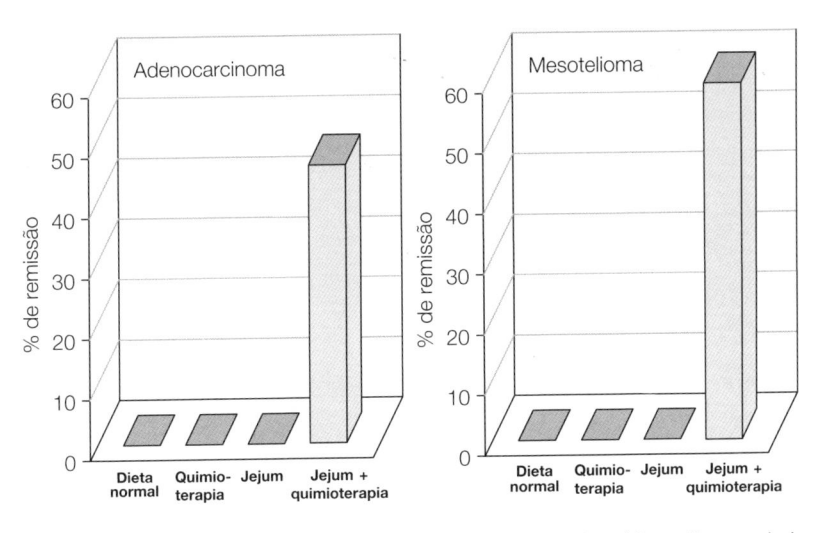

7.1 Porcentual de remissão do tumor no pulmão nos camundongos submetidos à dieta que imita o jejum com ou sem quimioterapia.

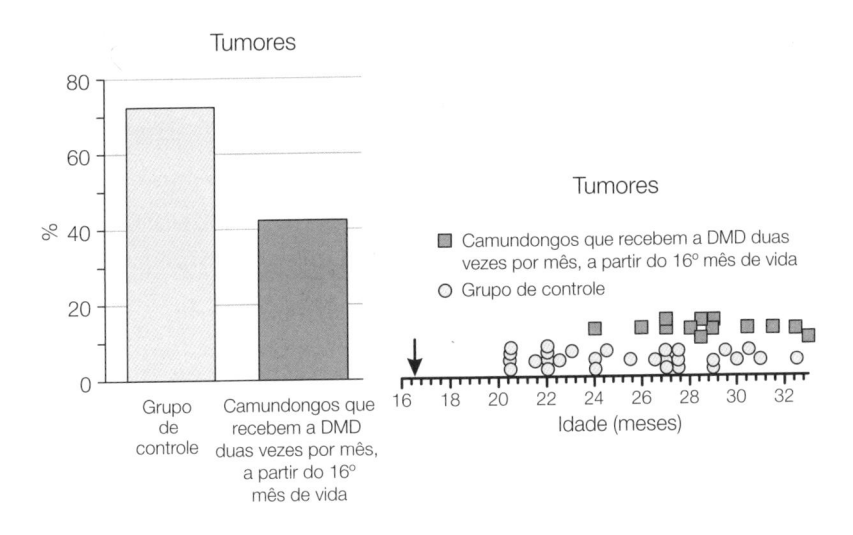

7.2 Ciclos de dieta que imita o jejum reduzem e retardam o câncer.

Em um novo estudo que publicamos e que contou com a participação de Stefano Di Biase, outro estudante italiano do meu laboratório, mostramos como a dieta que imita o jejum pode ativar efeitos semelhantes aos causados pela imunoterapia, atualmente considerada entre as mais promissoras, baseada na estimulação do sistema imunológico para atacar de forma direcionada as células cancerígenas. Por um lado, a DMD remove das células do câncer de mama e do melanoma o escudo que as protege do sistema imunológico; por outro, estimula o rejuvenescimento do mesmo sistema, tornando-o mais agressivo contra o tumor.

Jejum e dieta que imita o jejum no tratamento oncológico aplicado ao ser humano

Após a publicação, em 2008, de nosso primeiro estudo que descrevia os poderosos efeitos do jejum em camundongos submetidos a quimioterapia, a imprensa e as emissoras de televisão retomaram a notícia do "escudo de prata" e de seu potencial em pacientes oncológicos. Entre os que tinham lido um desses artigos estava Nora Quinn, juíza em Los Angeles, que havia recebido um diagnóstico de câncer de mama e estava para submeter-se à quimioterapia. Lembro-me de que uma amiga dela me ligou, dizendo: "Minha amiga Nora leu seu artigo e está jejuando há oito dias". "Oito dias!", exclamei. "É uma loucura! Diga à sua amiga para voltar imediatamente a comer!"

Assim como Nora, tão logo a notícia começou a circular, muitos pacientes decidiram agir por conta própria, praticando versões pessoais e perigosas do jejum, cujos resultados havíamos publicado. Felizmente, Nora se recuperou muito bem e continuou a se submeter a períodos mais curtos de jejum, associados à quimioterapia, e, por fim, curou-se completamente do câncer, sem efeitos colaterais. Alguns anos depois, tive o prazer de revê-la no excelente documentário dedicado ao jejum e às patologias, realizado por Sylvie Gilman e Thierry de Lestrade para o canal televisivo franco-alemão ARTE.

ALIMENTAÇÃO E DIETA QUE IMITA O JEJUM NA PREVENÇÃO E NO TRATAMENTO DE TUMORES

Outra bela história é a de Jean-Jacques Trochon, piloto da Air France, que entrou em contato comigo vários anos após ter sido diagnosticado com um tumor no rim. O tumor se estendera para os pulmões, com diversas metástases. Como no caso de Nora Quinn, Jean-Jacques ficou sabendo de nossas pesquisas e entrou em contato comigo, perguntando-me o que fazer. Assistido por seu oncologista, ele seguiu cuidadosamente todas as minhas instruções. Para nossa surpresa, dois anos depois, recebeu a notícia de que não havia mais sinal do tumor e de que poderia voltar a voar. Estamos tentando combinar as datas para que seja ele a me trazer de volta aos Estados Unidos quando eu retornar da minha próxima viagem.

Por certo, essas histórias não significam que a associação de terapia anticâncer e dieta que imita o jejum possa tratar facilmente uma variedade de tumores, mas ela tem o potencial de tornar as terapias relativamente eficazes ou muito mais eficazes e, em alguns casos, pode resultar na cura de camundongos e pacientes afetados por tumores.

Eu não teria contado essas histórias se os surpreendentes resultados em camundongos, atualmente confirmados por inúmeros laboratórios, não tivessem sido observados também durante os primeiros ensaios clínicos e pesquisas em seres humanos, já publicados ou a serem publicados em breve. Em 2008, após a publicação de nosso estudo sobre a combinação de jejum e quimioterapia em camundongos, chamei Fernando Safdie, médico que trabalhava comigo como pesquisador à espera de iniciar a residência em cirurgia, e lhe disse: "Dada a quantidade de e-mails que recebemos, é provável que sejam milhares de pacientes associando o jejum à quimioterapia. Temos de entrar em contato com alguns deles e com os oncologistas que os acompanham para entender como estão respondendo".

No início, os oncologistas não nos levaram muito a sério. Durante minha primeira apresentação dos resultados da pesquisa em camundongos para um grupo de especialistas em câncer de próstata, em Los Angeles, tive a impressão de que consideravam o jejum uma espécie alternativa ao alimento a ser ingerido durante a quimioterapia. Lembro-me de que uma entre eles me apresentou aos outros, dizendo: "Este é o dr. Longo, um *lab guy*", definição que logo me relegava ao mundo da pesquisa em laboratório, excluindo-me da pesquisa clínica. Mas Fernando e eu tínhamos comparado os efeitos do jejum com os dos medicamentos quimioterápicos padrão e sabíamos que o primeiro era tão eficaz quanto o segundo e que, juntos, tinham o potencial de criar sinergia e, portanto, de tratar pelo menos os camundongos.

Desse modo, começamos a telefonar para todos os médicos que estavam cuidando dos pacientes que haviam entrado em contato conosco. Alguns nem sequer nos ligaram de volta, mas não desistimos, ao contrário: em vários casos, apresentamo-nos diretamente nos hospitais, pedindo as fichas clínicas dos pacientes. No final, conseguimos reunir dados de dez pacientes e publicá-los, permitindo que todos os oncologistas levassem em consideração o tipo de intervenção que propúnhamos para os doentes que não pudessem esperar pelos resultados dos ensaios clínicos. Os pacientes em questão eram sete mulheres e três homens entre 44 e 78 anos, afetados por diversos tipos de câncer em diferentes estágios. Segue a lista desses dez primeiros pacientes, com os relativos dados biográficos e a indicação do tipo e do estágio do tumor:

	Sexo	Idade	Neoplasia primária	Estágio no momento do diagnóstico
Caso 1	Mulher	51	Mama	IIA
Caso 2	Homem	68	Esôfago	IVB
Caso 3	Homem	74	Próstata	II

Caso 4	Mulher	61	Pulmão*	IV
Caso 5	Mulher	74	Útero	IV
Caso 6	Mulher	44	Ovário	IA
Caso 7	Homem	66	Próstata	IV/DI
Caso 8	Mulher	51	Mama	IIA
Caso 9	Mulher	48	Mama	IIA
Caso 10	Mulher	78	Mama	IIA

*Carcinoma pulmonar de células não pequenas

7.3 Informações biográficas e clínicas dos dez pacientes analisados no estudo sobre o relacionamento entre jejum e quimioterapia.

Esses pacientes praticaram o jejum antes (48-140 horas) e depois (5-56 horas) da quimioterapia. Submetidos a uma média de quatro ciclos de vários medicamentos quimioterápicos em associação com o jejum, nenhum deles relatou efeitos colaterais significativos ligados ao jejum, se excetuarmos a sensação de fome e tontura. Os seis que se submeteram à quimioterapia com e sem jejum relataram que, quando jejuavam, sentiam-se menos cansados, menos fracos e manifestaram menos efeitos colaterais em nível gastrointestinal. Nos pacientes em que foi possível deter a progressão do câncer, o jejum não parece ter impedido os efeitos da quimioterapia (redução do volume do tumor e queda dos níveis dos marcadores tumorais). Obviamente, esse estudo tinha como único objetivo começar a reunir dados sobre a resposta dos pacientes à associação de jejum e quimioterapia. Em seguida, foram realizados estudos clínicos, conduzidos de maneira formal.

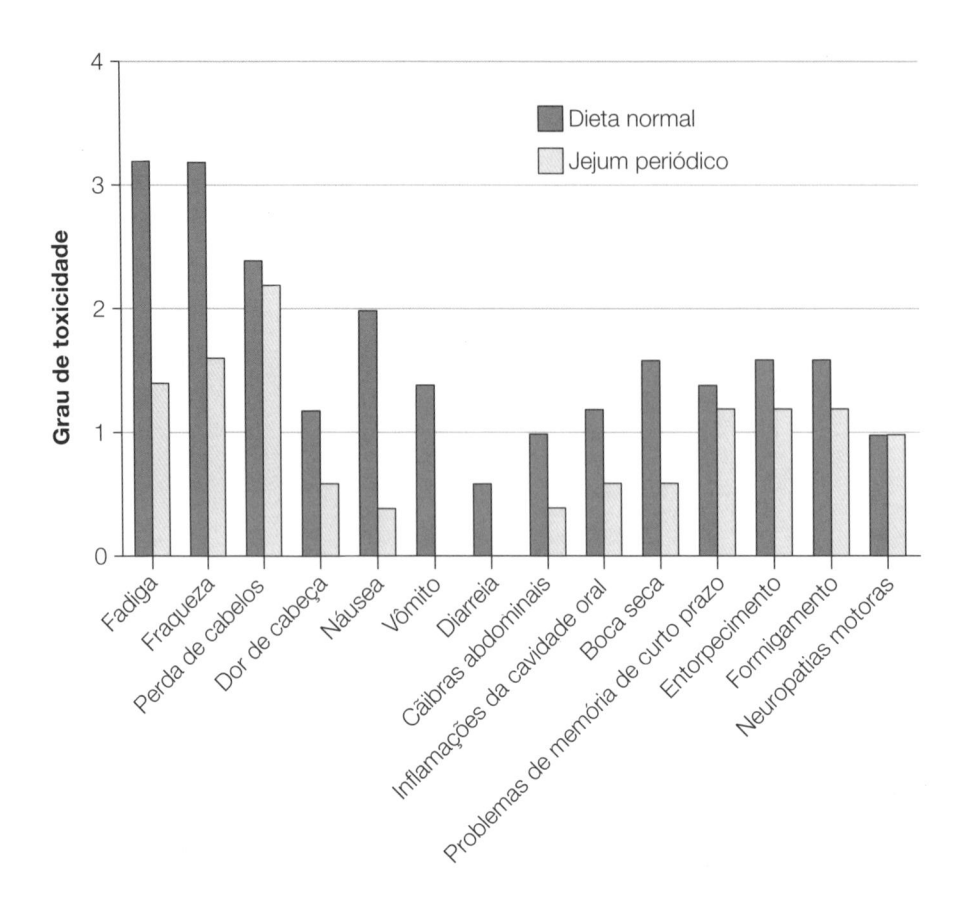

7.4 Efeitos colaterais relatados pelos pacientes após a quimioterapia com ou sem jejum periódico.

Estudos clínicos

Em colaboração com os oncologistas Tanya Dorff e David Quinn, do Norris Cancer Center da USC, um dos maiores institutos de estudo e tratamento de câncer dos Estados Unidos, recentemente concluímos um estudo clínico que acompanhou o jejum de 18 pacientes por 24, 48 ou 72 horas. Nesse caso, tratou-se de um jejum à base apenas de água. No esquema apresentado a seguir, são apresentados os resultados do tratamento desses pacientes com quimioterápicos à base de platina:

considerando um amplo leque de efeitos colaterais, são claramente visíveis os potenciais efeitos protetores do jejum de 72 horas em relação ao de 24 horas.

Analogamente, a Universidade de Leiden publicou um pequeno estudo, realizado com 13 pacientes, no qual se comparavam os efeitos de um jejum de dois dias, à base apenas de água, e os efeitos colaterais da quimioterapia. Também nesse caso foram demonstrados os efeitos de proteção no grupo submetido ao jejum em relação ao grupo de controle.[1]

Por fim, o estudo conduzido com uma amostra mais ampla de pacientes foi efetuado pelo Hospital Universitário Charité, em Berlim, um dos maiores da Europa, que testou o efeito de uma dieta que imita o jejum com baixo teor de calorias sobre os efeitos colaterais da quimioterapia em 34 mulheres com câncer de mama ou de ovário. A quimioterapia foi administrada a todas, com e sem jejum. Quando as pacientes também seguiam a DMD, notava-se uma redução considerável dos efeitos colaterais da quimioterapia. Esse estudo ainda não foi publicado.

Atualmente, estão em curso estudos clínicos randomizados para experimentar em mais de trezentos pacientes a eficácia de uma DMD com duração de quatro dias, desenvolvida por meu laboratório. Os centros empenhados nessa frente são o Norris Cancer Center, da USC, a Clínica Mayo, o Centro Médico Universitário de Leiden e o Hospital San Martino, da Universidade de Gênova. Outros dez hospitais na Europa e nos Estados Unidos se comprometeram a iniciar os ensaios clínicos assim que os financiamentos estiverem disponíveis.

TOXICIDADE		24 horas nº (%) N = 6	48 horas nº (%) N = 7	72 horas nº (%) N = 7
Estado geral				
Fadiga	Grau 1 ou 2	6 (100%)	5 (71%)	6 (86%)
Alopecia	Grau 1	6 (100%)	5 (71%)	7 (100%)
Gastrointestinais				
Náusea	Grau 1 ou 2	6 (100%)	6 (86%)	3 (43%)
Vômito	Grau 1 ou 2	6 (83%)	3 (43%)	0
Constipação	Grau 1 ou 2	3 (50%)	2 (28%)	3 (43%)
Diarreia	Grau 1 ou 2	2 (33%)	0	4 (57%)
Hematológicos				
Neutropenia	Grau 1 ou 2	1 (17%)	3 (43%)	1 (14%)
	Grau 3 ou 4	4 (67%)	1 (14%)	2 (29%)
Trombocitopenia	Grau 1 ou 2	4 67%)	1 (14%)	1 (14%)
Laboratório/Metabólicos				
Hiponatremia	Grau 1	1 (17%)	1 (14%)	1 (14%)
	Grau 3	1 (17%)	0	0
Hipocalemia	Grau 1	1 (17%)	2 (28%)	0
Hiperglicemia	Grau 1 ou 2	4 (67%)	1 (14%)	0
AST/ALT elevados	Grau 1	4 (67%)	0	3 (43%)
Neurológicos				
Neuropatia periférica	Grau 1	3 (50%)	1 (14%)	1 (14%)
Tontura	Grau 1 ou 2	1 (17%)	5 (71%)	2 (29%)

7.5 Efeitos de proteção do jejum de 72 horas contra os de 24 horas em relação aos efeitos colaterais dos quimioterápicos à base de platina, administrados aos pacientes com câncer de mama, de ovário, de útero e de pulmão.

Dieta que imita o jejum e terapia oncológica. Diretrizes para oncologistas e pacientes oncológicos

Pesquisas extensas em animais, realizadas por ao menos seis laboratórios independentes, demonstraram a eficácia do jejum ou das DMD na proteção contra os efeitos colaterais, provocados por um amplo espectro de medicamentos quimioterápicos.

Outras pesquisas em animais demonstraram a eficácia da DMD no aumento dos efeitos das terapias-padrão de câncer de mama, de próstata, colorretal, de pâncreas, de neuroblastoma, glioma, câncer de pulmão, de mesotelioma, melanoma etc.

Três experimentações completas e um estudo descritivo de um total de 75 pacientes indicaram a eficácia do jejum e da DMD na proteção dos pacientes contra os múltiplos efeitos colaterais da quimioterapia.

Ensaios clínicos em curso junto aos mais importantes institutos de pesquisa sobre o câncer estão fornecendo mais provas do efeito protetor do jejum e da dieta que imita o jejum em relação à quimioterapia, e com elas também do efeito de um produto que pode ser recomendado pelos médicos oncologistas.

À espera de que esse produto, atualmente em fase de estudo, torne-se disponível e acessível a todos, apresento algumas recomendações, destinadas a oncologistas e pacientes oncológicos.

Se o oncologista estiver de acordo, o paciente pode jejuar ou iniciar uma DMD de três dias de duração, antes e um dia depois da quimioterapia. Essa indicação pode mudar dependendo do tipo de quimioterapia administrada e do intervalo entre os ciclos de administração. Os pacientes não devem voltar a comer (ou retomar a alimentação normal) enquanto o quimioterápico não estiver abaixo dos níveis de toxicidade no sangue (em geral, 24-48 horas após a administração). Para tratamentos que durem até três dias, os pacientes podem adotar uma dieta que imita o jejum um dia antes, três dias durante e um dia depois da quimioterapia, para um total de cinco dias. Períodos de tratamento mais longos dificultam o jejum, mas, com a prévia aprovação do oncologista, sempre podem ser combinados com uma DMD mais calórica.

Embora raramente tenham sido constatados efeitos colaterais negativos, provocados pelo jejum (aumento dos marcadores de toxicidade hepática em um paciente que recebia um coquetel quimioterápico), é preciso ter em mente os possíveis riscos a ele relacionados. Por exemplo, uma retomada prematura da alimentação imediatamente após a quimioterapia pode provocar danos hepáticos, devidos à combinação de medicamentos hepatotóxicos com a proliferação das células hepáticas, causada pelo jejum. Por essa razão, é importante deixar transcorrer pelo menos 24 horas da administração da quimioterapia. Além disso, diversos pacientes desmaiaram enquanto tomavam banho com água quente após vários dias de jejum, provavelmente por causa de uma queda da pressão sanguínea e da glicemia.

Durante o período de jejum, o paciente não deve dirigir nem operar máquinas ou fazê-lo sempre na presença de terceiros. A maior parte das pessoas consegue dirigir enquanto jejua, mas, como para alguns é um problema, é melhor evitar por precaução.

A partir de 24 horas após a quimioterapia, o paciente deve ingerir apenas arroz, macarrão ou uma fonte semelhante de carboidratos, sopas de verdura e sucos de fruta por mais 24 horas. Em seguida, poderá retomar a alimentação habitual, prestando particular atenção aos nutrientes (vitaminas, minerais, proteínas, ácidos graxos essenciais etc.). Também deve tentar voltar a um peso corporal normal antes de efetuar outro ciclo de jejum.

Pacientes obesos precisam consultar um médico para saber se é aconselhável manter o peso menor, obtido após a DMD (ou seja, evitar recuperar o peso).

Pacientes diabéticos não devem iniciar o jejum sem consultar um diabetologista. Os que fazem uso de metformina, insulina ou medicamentos semelhantes NÃO devem jejuar em absoluto.

Pessoas que usam medicamentos contra a hipertensão também precisam consultar seu médico para obter informações a respeito da queda de pressão causada pelo jejum e dos riscos ligados à combinação de jejum e medicamentos.

Enquanto os ensaios clínicos não forem concluídos, o jejum continuará sendo um procedimento experimental e terá de ser levado em consideração exclusivamente com a aprovação do oncologista e quando outras opções não estiverem disponíveis ou se mostrarem ineficazes contra o tumor ou os efeitos colaterais.

Entre um ciclo de jejum e outro, recomenda-se uma dieta com baixo teor de açúcares, acompanhada de uma ingestão de proteínas prevalentemente vegetais igual a 0,7 grama por quilo de peso corporal por dia (com cerca de 10% de calorias das proteínas), mas se aconselha consultar um nutrólogo ou nutricionista qualificado para ter certeza de que os nutrientes ingeridos são os corretos e de que não se está perdendo peso involuntariamente (ver a dieta da longevidade no Capítulo 4).

Resumo: alimentação e dieta que imita o jejum para a prevenção de tumores

Embora, de modo geral, a dieta da longevidade possa ser posta em prática para a prevenção de tumores, alguns indivíduos (Angelina Jolie talvez seja o exemplo mais conhecido) são portadores de mutações genéticas como as do BRCA, que comportam alto risco de adoecer de câncer, em alguns casos bem acima de 80%. A mastectomia e outras intervenções cirúrgicas conseguem reduzir a incidência de alguns desses tumores de origem genética, mas também uma alimentação correta e o recurso à DMD podem mostrar-se importantes para esse objetivo. Uma correta estratégia alimentar tem o potencial de reduzir também as recidivas do câncer em pacientes já diagnosticados com um tumor e que realizaram algum tratamento.

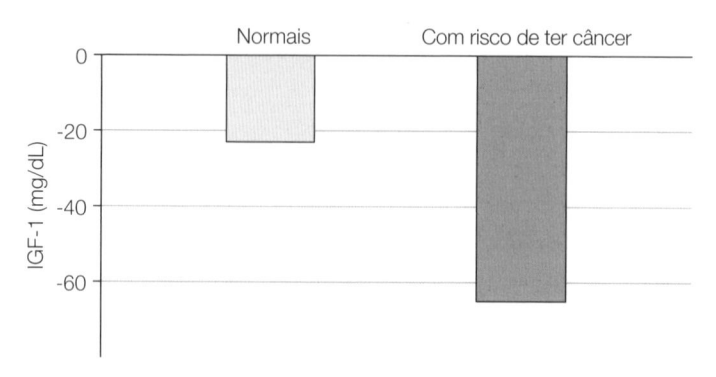

7.6 Associado ao câncer e ao envelhecimento, o IGF-1 se mostra consideravelmente reduzido após três ciclos de dieta que imita do jejum em indivíduos que apresentem risco de ter câncer.

As recomendações nutricionais para os indivíduos com algum risco de contrair um tumor, como os anteriormente descritos, são as seguintes:

1) Adote a dieta pescetariana para a longevidade, descrita no Capítulo 4, reduzindo a ingestão de proteínas para cerca de 0,7 grama por quilo de peso corporal por dia.

2) Reduza a ingestão de peixe a uma ou duas vezes por semana e consuma todos os outros nutrientes a partir das fontes vegetais (nada de queijo, leite, frango etc.).

3) Reduza os açúcares a uma cota mínima, mas minimize também o consumo de macarrão e pão. É importante manter os níveis de açúcar no sangue no patamar mais baixo possível, mas sempre sem correr riscos.

4) Mantenha um peso e um índice de massa corporal saudáveis (ver Capítulo 4).

5) Otimize o exercício físico (ver Capítulo 5).

6) Submeta-se a uma dieta que imita o jejum de cinco dias por mês ou a cada três meses, dependendo de seu peso e de suas condições de saúde (a cada três meses se sua saúde for ótima e se seu peso e sua circunferência abdominal forem ideais; a cada mês se não o forem). Lembre-se de que, nos estudos em camundongos, em muitos casos a DMD se revelou tão eficaz quanto a quimioterapia e de que, em vez de prejudicar os tecidos e os órgãos saudáveis, ela os protege e reduz em quase 50% a incidência de tumores.

7) Certifique-se de que está ingerindo todos os nutrientes: ácidos graxos essenciais (ômega-3/6), vitaminas, minerais etc. (ver Capítulo 4), seja a partir de um amplo leque de hortaliças e legumes (brócolis, cenoura, pimentão verde, tomate, grão-de-bico, lentilha, ervilha, feijão-preto etc.), seja a partir de peixes como salmão e anchovas. O sistema imunológico é uma das maiores defesas que você tem contra o câncer; portanto, a alimentação deve ser balanceada para destruir as células tumorais ou pré-tumorais sem provocar deficiências no próprio sistema imunológico nem oscilações hormonais que possam revelar-se debilitantes. Consulte os exemplos de dietas altamente nutritivas nas páginas finais deste livro.

8) Fale com seu oncologista sobre a possibilidade de ingerir diariamente, por algumas semanas, seis gramas de vitamina C por via oral nas formas lipossomais, Ester-C® ou outras formas que limitem os efeitos colaterais gastrointestinais. Um bom número de pesquisas demonstrou que essa vitamina tem a capacidade de combater o câncer, embora esses efeitos sejam controversos. Mesmo que não funcione, a ingestão de

vitamina C nessa dosagem, a cada poucos meses, é segura e não deve causar problemas.

9) Consuma bastante gordura boa: azeite de oliva, oleaginosas, óleo de coco, e reduza ao mínimo o consumo de gorduras saturadas, inclusive as de origem vegetal.

10) Evite ao máximo possível a ingestão de álcool.

8
ALIMENTAÇÃO E DIETA QUE IMITA O JEJUM NA PREVENÇÃO E NO TRATAMENTO DO DIABETES*

Agradeço ao professor Hanno Pijl, endocrinologista e diabetologista, diretor da Clínica de Endocrinologia e Doenças Metabólicas da Universidade de Leiden, pela leitura e pelos conselhos relativos a este capítulo.

O diabetes tipo II

O diabetes tipo II é uma das doenças mais difundidas: nos Estados Unidos, mais de 27 milhões de pessoas sofrem dele, mas outros 86 milhões são ameaçados por ele por terem pré-diabetes (condição caracterizada por fatores de risco não suficientemente altos para conduzir a um diagnóstico de diabetes). Em 2009, na Itália, os diabéticos eram cerca de 3 milhões, com prevalência maior no Sul, mas um em cada três italianos com mais de 40 anos corre o risco de se tornar diabético.[1]

---

* O conteúdo deste capítulo não deve ser utilizado para efetuar autodiagnósticos nem como terapia para doenças, mas pode ser apresentado a um médico especialista caso se tenha em vista o tratamento de uma patologia.

De acordo com a Organização Mundial da Saúde, nos últimos trinta e cinco anos, o número de pessoas no mundo diagnosticadas com diabetes quadruplicou: passou de 100 milhões, em 1980, para 422 milhões, em 2014. O diagnóstico é feito medindo-se os níveis de HbA1c, que, basicamente, é um índice do nível médio de glicose no sangue: a glicose reage com a hemoglobina e forma a "hemoglobina glicada" ou, justamente, o HbA1c. O diabetes também é diagnosticado quando, pela manhã, em jejum, a glicose supera 125 mg/dl.

Os sintomas típicos da doença são:
- sede intensa;
- vontade de urinar com frequência;
- visão embaçada;
- irritabilidade;
- entorpecimento das mãos ou dos pés;
- fadiga.

À diferença do que ocorre no diabetes tipo I, no tipo II a insulina é produzida pelo pâncreas, mas as células do corpo, entre as quais as musculares, as hepáticas e as adiposas, não respondem corretamente (fala-se em "resistência à insulina"), provocando um acúmulo de glicose no sangue. Podemos descrever a insulina como a chave que abre a porta das células para que a glicose possa entrar nelas. Nos pacientes diabéticos, essa chave não funciona direito, e a porta não se abre completamente, de modo que a glicose não entra nas células como deveria. O dano às células saudáveis, porém, inicia-se muito antes que o diabetes seja diagnosticado e, na maioria dos casos, estar acima do peso, sobretudo ser obeso e ter uma grande quantidade de gordura abdominal são fatores que provocam um importante incremento no desenvolvimento do diabetes e do chamado pré-diabetes (neste último, a glicemia em jejum é entre 100 e 125 mg/dl).

ALIMENTAÇÃO E DIETA QUE IMITA O JEJUM NA PREVENÇÃO E NO TRATAMENTO DO DIABETES

Dou um exemplo: tomando como parâmetro o índice de massa corporal IMC, o risco de diabetes é seis vezes maior para as mulheres com IMC igual a 25 do que para aquelas com IMC igual a 21. Essa é a diferença entre uma mulher com 1,67 m de altura e 70 kg e outra com a mesma altura e 59 kg. Um efeito semelhante é observado em homens com IMC igual a 27, 5 e IMC igual a 22: significa que um homem com 1,78 m de altura e 69 kg corre um risco cinco vezes menor de adoecer de diabetes do que outro com a mesma altura e 87 kg (Figura 8.1).[2]

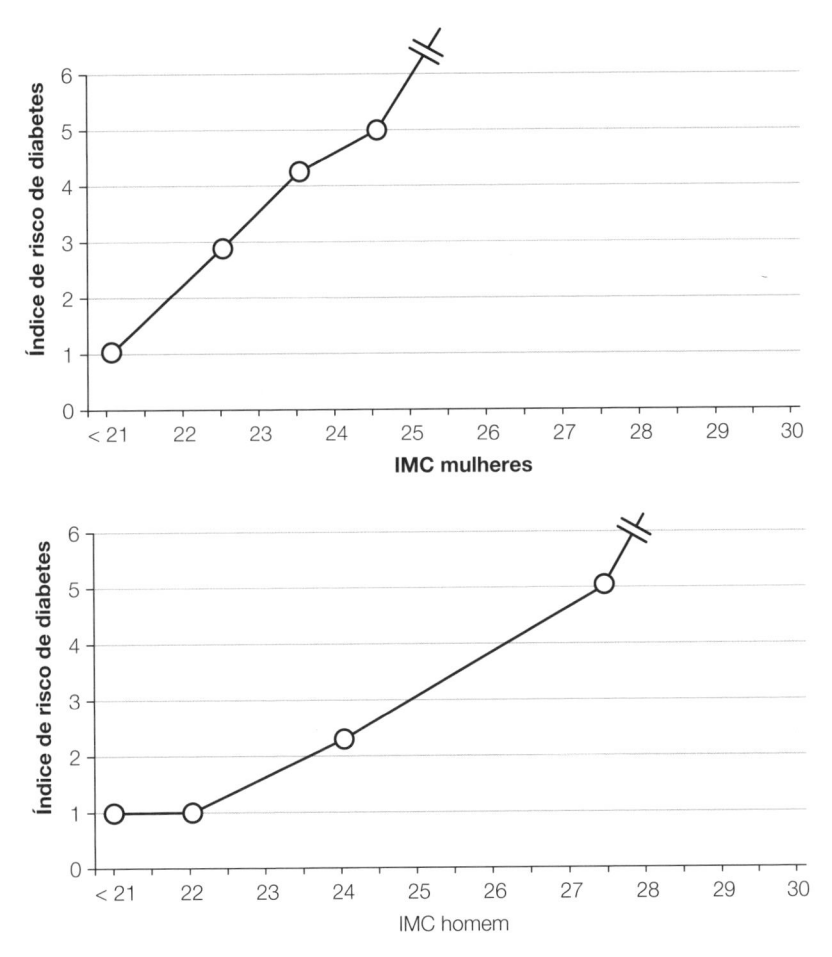

8.1 O risco de diabetes é maior à medida que aumenta o índice de massa corporal (IMC).

Outro estudo demonstrou que o melhor modo para verificar o risco de diabetes é medir a circunferência abdominal. O grupo mais sujeito a risco é composto por homens cuja circunferência abdominal supere 102 cm e por mulheres cuja circunferência abdominal supere 88 cm.[3]

Alimentação, controle do peso e prevenção do diabetes

Desse modo, a manutenção do peso ideal reduz ao mínimo a possibilidade de adoecer de diabetes. Sabemos, por exemplo, que nos estudos conduzidos tanto em humanos quanto em macacos, tanto em mulheres quanto em homens, uma dieta que comporte uma forte restrição calórica e reduza o peso para abaixo do mínimo indicado no exemplo anterior pode apresentar dois resultados: ou impede completamente o surgimento do diabetes (nos macacos) ou provoca uma redução da glicemia em jejum e da gordura abdominal a ponto de tornar altamente improvável que esses indivíduos adoeçam de diabetes.[4]

A maioria das pessoas, porém, não consegue seguir uma dieta que comporte uma restrição calórica de 30%, renunciando aos alimentos de que gosta, e prefere não perder muita massa muscular emagrecendo demais: por isso, é importante identificar estratégias praticáveis para a maior parte dos indivíduos, até porque a restrição calórica em longo prazo pode causar efeitos colaterais. Além disso, diversas pesquisas indicam que, quando as pessoas obesas iniciam a restrição calórica diária, a glicemia em jejum não cai ou cai menos do que naquelas que iniciam a restrição calórica a partir de um peso corporal normal.[5] Na próxima seção, ilustrarei como mudar a alimentação e apresentarei as dietas periódicas que imitam o jejum, a serem adotadas para prevenir e fazer regredir o diabetes.

Mudar a alimentação para prevenir e ajudar a reduzir o diabetes

1. Adote a dieta da longevidade descrita no Capítulo 4

Associada ao exercício físico, descrito no Capítulo 5, ela ajudará você a manter um peso corporal e uma gordura abdominal ideais, mas, como descreverei mais adiante, também pode reduzir o surgimento do diabetes independentemente do peso.

2. Coma, no máximo, dentro de um período de 12 horas

No Capítulo 4, também apresentei as pesquisas relacionadas ao período no qual deveriam ser feitas as refeições. Se você é uma mulher de 70 kg e 1,60 m de altura e tem o hábito de tomar o café da manhã às 8 da manhã e de fazer o último lanche às 23 horas, significa que, no período de um dia, você se alimenta por 15 horas: isso provavelmente terá um efeito sobre seu peso e seu sono.[6] Uma estratégia para descer a um peso mais saudável consiste em reduzir esse período para 11-12 horas, consumindo, por exemplo, o último lanche às 19 ou 20 horas. Essa técnica também pode ser usada para regular o peso em um segundo momento. Por exemplo, se não for suficiente limitar a ingestão de alimentos a 11-12 horas no período de um dia, pode-se limitá-la a dez ou até a oito (das 8 às 18 horas ou às 16 horas). Como mencionei antes, esse esquema costuma ser praticado pelas populações particularmente longevas.

3. Coma mais, não menos

Como descrito no Capítulo 4, se você comer um pedaço relativamente pequeno de bolo, que, no entanto, contém muita gordura e muito açúcar, ou mesmo 150 gramas de macarrão ou de pizza com queijo, no final, estará ingerindo 800 calorias com uma quantidade relativamente pequena de alimento que, em compensação, não fornece um teor adequado das principais vitaminas e dos minerais. Em vez disso, se você comer 40 gramas de macarrão (cerca de 140 calorias), poderá acrescentar 400 gramas de grão-de-bico (cerca de 330 calorias), mais 320 gramas de verduras mistas (cerca de 210 calorias) e 14 gramas de azeite de oliva (cerca de 120 calorias), chegando às mesmas 800 calorias, mas comendo mais.

Vejamos um exemplo, confrontando duas opções de refeição.

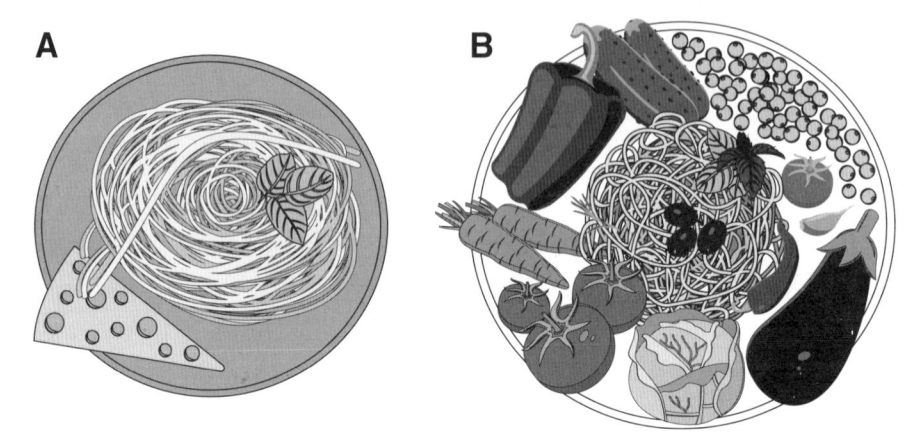

A

B

8.2 Opção A = 360 gramas; 1.100 calorias.   *Opção B = 775 gramas, 800 calorias.*

Opção A* (escolha errada): 150 gramas de macarrão ou pizza (540 calorias); 150 gramas de queijo (550 calorias); 60 gramas de molho (20 calorias):

Peso total = 360 gramas; calorias totais = 1.100

* Baixo teor de nutrientes (vitaminas, minerais); os carboidratos são rapidamente transformados em açúcares; alto porcentual de gorduras saturadas não saudáveis (de origem animal).

Opção B* (escolha certa): 40 gramas de macarrão (cerca de 140 calorias); 400 gramas de grão-de-bico ou feijão (cerca de 330 calorias, peso drenado); 320 gramas de verduras mistas (cerca de 210 calorias); 15 gramas de azeite de oliva (120 calorias):

Peso total = 775 gramas; calorias totais = 800

*Alto teor de nutrientes (vitaminas, minerais), de carboidratos complexos, de gorduras monoinsaturadas boas (veganas).

A opção B é claramente preferível por diversas razões: a) fornece mais vitaminas, minerais e outros nutrientes que enviam sinais de saciedade ao cérebro; b) provoca menor liberação de insulina; c) permite comer mais que o dobro de alimento em peso em relação à opção A, preenchendo e dilatando o estômago e enviando ao cérebro mais sinais de saciedade; ao mesmo tempo, fornece 30% menos calorias; d) substitui as gorduras animais ruins, contidas no queijo, por gorduras monoinsaturadas protetoras, contidas no azeite de oliva; e) para muitas pessoas, agradará mais ao paladar, pois os alimentos ricos em gorduras saturadas e açúcares tendem a encobrir o sabor dos outros ingredientes. Outras pessoas também se sentirão mais leves e não sofrerão o desconforto do refluxo ácido, mesmo tendo ingerido uma quantidade duas vezes maior de comida.

Naturalmente, consumir refeições muito fartas, sobretudo à noite, poderia provocar refluxo ácido de todo modo, mesmo no caso da opção B. Nesse caso, é aconselhável consultar um médico especialista e reduzir a quantidade de alimento consumida durante as refeições.

4. Faça duas refeições e um lanche

Como já salientado no Capítulo 4, a ideia de que se deveriam fazer de cinco a seis pequenas refeições por dia certamente é errada, em especial se aplicada a pessoas que tendem a ganhar ou precisam perder peso. A estratégia ideal para manter o próprio peso ou perder parte dele é tomar um café da manhã leve, almoçar e fazer um lanche à tarde ou à noite. Essa estratégia é adotada por inúmeras populações que se distinguem pela longevidade. A alternativa pode ser um café da manhã leve, lanche no almoço e jantar mais farto. Naturalmente, se quisermos ter certeza de que não existem contraindicações para essa estratégia, primeiro é preciso consultar um especialista em nutrição, um dietista ou um nutrólogo. Em alguns casos, sobretudo para idosos e doentes, uma refeição farta poderia causar distúrbios digestivos ou refluxo ácido; por isso, talvez seja necessário deslocar a refeição maior para o almoço, para um horário mais cedo ou optar por uma solução que, além do café da manhã, compreenda duas refeições menos fartas por dia no lugar de uma. Como já insisti, é importante não incorrer em estados de carência de vitaminas, nutrientes essenciais e minerais.

5. Coma mais carboidratos complexos e verduras e menos açúcares, macarrão, pão e gorduras ruins

Enquanto você não atingir o peso ideal e uma circunferência abdominal adequada, mas mesmo depois de atingir esse resultado, os açúcares e os amidos (arroz, macarrão, pão etc.), bem como as gorduras saturadas (queijo, manteiga, doces etc.), devem ser reduzidos ao mínimo. O fígado usa os açúcares em excesso para gerar gordura, que é armazenada no próprio fígado ou transferida para vários pontos de armazenamento, entre os quais o abdômen (gordura visceral) e áreas distribuídas em todo o corpo sob a pele (gordura subcutânea).

  O papel da ingestão de alimentos gordurosos na obesidade e nas doenças ainda é muito controverso. Até certo ponto, considerou-se que uma alimentação rica em gorduras resultasse em obesidade; hoje sabemos que pode contribuir para ela, mas, na realidade, a maior responsável é uma alimentação rica em açúcares, amidos e gorduras saturadas. Por outro lado, como expliquei antes, na maior parte dos casos, uma alimentação rica em gorduras e pobre em carboidratos levará a uma perda de peso, mas isso se deve, em parte, à perda de água e de massa muscular. Além disso, em longo prazo, as dietas ricas em gorduras e proteínas se revelam as piores em termos de mortalidade geral e de incidência e morte por câncer. As gorduras "boas", ao contrário, e sobretudo o azeite de oliva e as gorduras contidas nas oleaginosas (nozes, amêndoas, avelãs etc.) estão associadas à saúde e à longevidade; portanto, podem ser consumidas em quantidades relativamente altas. Aliás, um punhado de oleaginosas deveria fazer parte da alimentação cotidiana, junto com o azeite de oliva, generosamente usado em saladas e em muitos outros pratos.

6. Coma poucas proteínas

Em coerência com o que foi dito antes, uma alimentação pobre em carboidratos e rica em proteínas e gorduras animais foi associada a uma duplicação do risco de diabetes em uma amostra de 40 mil homens, monitorados por um período de até vinte anos.[7] Esse dado coincide com nossa publicação de 2014, na qual, com a ajuda da aluna Morgan Levine, apresentamos os resultados das observações sobre uma amostra de 6 mil pessoas nos Estados Unidos: o risco de diabetes aumentou nos indivíduos que consumiam mais proteínas.[8]

Dois outros estudos, que publicamos em 2011 e 2015, graças ao trabalho de minha aluna Priya Balasubramanian e de meu colaborador de Quito, Jaime Guevara, dizem respeito a cem pacientes pertencentes a uma população – da qual já falei em várias ocasiões neste livro – que vive no Equador e é caracterizada por um defeito genético no receptor do hormônio do crescimento (síndrome de Laron ou nanismo de Laron), e que por isso alcança no máximo pouco mais de um metro de altura. Esses indivíduos tornam-se obesos em medida mais grave em relação a seus parentes não afetados pela síndrome, que vivem nas mesmas cidades e nas mesmas casas e, portanto, comem e estão expostos às mesmas coisas, mas, até o momento, nenhum deles adoeceu de diabetes. Como os maiores reguladores do gene do hormônio do crescimento são as proteínas, esse dado é mais uma confirmação de nossos resultados: uma dieta rica em proteínas pode promover o surgimento do diabetes, enquanto uma dieta pobre em proteínas ou, como no caso das pessoas afetadas pela síndrome de Laron, a ausência do receptor do hormônio do crescimento (que equivale a ingerir pouquíssimas proteínas na dieta) impede ou reduz drasticamente o efeito da obesidade sobre o diabetes. Posteriormente, essa constatação foi confirmada pelo dado proveniente do grupo de pesquisa de John Kopchick, em Ohio, que evidenciou uma proteção contra o diabetes em camundongos portadores de um defeito no mesmo receptor do hormônio do crescimento. Contudo, a prova definitiva de nossa hipótese chegou em 2015, quando efetuamos um teste de tolerância à glicose nas pessoas afetadas pela síndrome de Laron. Além de não resistentes à insulina, elas também se mostraram sensíveis a ela, ou seja, sua insulina funcionava melhor do que o normal, embora a maior parte delas estivesse acima do peso ou fosse obesa.[9] Como a resistência à insulina é a principal causa do diabetes, essa descoberta poderia explicar por que essas pessoas não adoecem desse distúrbio.

Dieta e diabetes

Para o tratamento do diabetes podem ser colocadas em prática essencialmente todas as recomendações já apresentadas. No entanto, para muitas pessoas afetadas por essa doença, é difícil mudar por completo ou boa parte da própria alimentação.

Em primeiro lugar, há que se dizer que talvez a causa mais frequente dos raros óbitos após um jejum prolongado seja justamente o uso de insulina. Alguns pacientes morreram devido à associação do jejum e de uma injeção de insulina, provavelmente porque a função da insulina é defeituosa nos indivíduos diabéticos, e o jejum pode restaurar sua função normal: o mesmo nível de insulina que provocaria uma queda normal da glicose pode provocar uma queda vertiginosa, com o consequente choque hipoglicêmico e, em alguns casos, a morte.

Conforme expliquei no Capítulo 6, o jejum à base apenas de água é extremamente perigoso e árduo para a maioria das pessoas, sobretudo para os pacientes diabéticos, e deve ser praticado apenas em clínicas especializadas e com a assistência de médicos e enfermeiros. Entretanto, há duas importantes estratégias alimentares, elaboradas em torno da dieta que imita o jejum e que se mostraram eficazes no combate a inúmeros fatores de risco associados ao diabetes: uma é a descrita e desenvolvida por meu laboratório, que será tratada na seção seguinte; a outra é a elaborada por Michelle Harvie e outros pesquisadores, na qual indivíduos com sobrepeso se submeteram por seis meses a um regime alimentar, no qual, por dois dias na semana, consumiam apenas 500-600 calorias de uma dieta relativamente rica em proteínas. Como resultado, perderam gordura abdominal, melhoraram a própria sensibilidade à insulina e tiveram a pressão sanguínea reduzida.[10] No entanto, os efeitos sobre a glicemia dos pacientes com sobrepeso não foram relevantes, sinal de que os benefícios dessa dieta sobre a prevenção e o tratamento do diabetes eram limitados.[11] Por outro lado, ela tem a vantagem de poder ser praticada com uma supervisão médica mínima. As desvantagens, por sua vez, são que, para a maior parte dos diabéticos, seria difícil segui-la por anos e, como já dito, seus efeitos sobre os níveis de glicose e a resistência à insulina poderiam ser limitados.

Além disso, alterar continuamente um consumo de mais de 2 mil calorias com outro de 500 pode induzir a distúrbios do metabolismo e do sono semelhantes aos associados ao *jet lag*, encontrados naqueles que realizam viagens de longas distâncias. No entanto, essa dieta, denominada 5:2, foi experimentada por milhares de pessoas, sobretudo para perder peso, e caberá ao diabetologista e ao paciente decidir se devem adotá-la como prevenção ou como tratamento para o diabetes.

A dieta que imita o jejum e o tratamento do diabetes

Como visto no Capítulo 6, a dieta que imita o jejum é o resultado de quase vinte e cinco anos de estudos por parte do meu laboratório, baseia-se nos cinco pilares da longevidade e tem como objetivo não apenas maximizar a duração da vida, mas também permitir que o corpo se regenere e tente se recuperar.

Os medicamentos ingeridos por diabéticos baixam os níveis de glicose no sangue, mas não atingem as inúmeras causas na base do diabetes. Algumas delas são conhecidas há muito tempo, outras começam a ser reconhecidas apenas agora. Os resultados de nosso experimento com cem pacientes são muito relevantes e mostram que três ciclos mensais de cinco dias de uma dieta específica, formulada para imitar o jejum e que forneça entre 750 e 1.100 calorias por dia, reduzem os riscos mais importantes, ligados ao diabetes. De maneira resumida, esses resultados são os seguintes:

1) Nas pessoas com sobrepeso, observou-se uma perda de mais de 3,5 kg e uma diminuição da gordura abdominal, com consequente redução da circunferência abdominal de mais de 2,5 cm, com ou sem redução mínima da massa muscular, como verificado também em camundongos (Figura 8.5).

2) Em indivíduos com IGF-1 elevado, que, como vimos, poderia representar um fator de risco para o diabetes, provoca uma forte redução do nível do IGF-1.

3) Em indivíduos pré-diabéticos, reduz a glicemia em jejum em cerca de 12 mg/dl: na prática, uma redução superior a 11%, portanto duas a três vezes maior do que a obtida com outras dietas mais rigorosas e muito mais impactantes, como a 5:2 e a dieta do jejum em dias alternados.

4) Em indivíduos com níveis lipídicos elevados, reduz os triglicérides, que são um fator de risco para o diabetes tipo II.

5) Em indivíduos hipertensos, reduz a pressão sistólica e diastólica em 6%. A pressão alta é outro fator de risco associado ao diabetes.

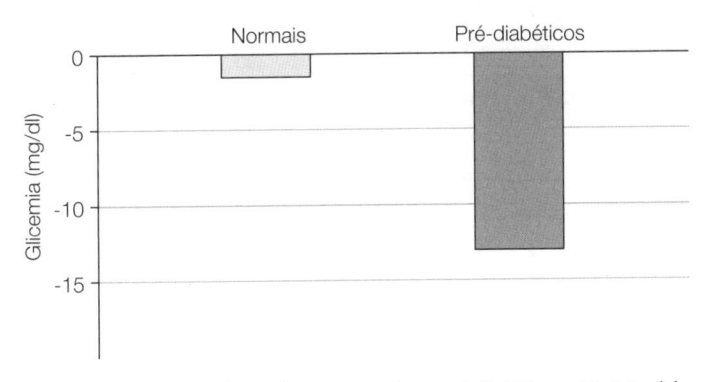

8.3 *Redução da glicose no sangue de pacientes normais ou pré-diabéticos após três ciclos da dieta que imita o jejum.*

Reprogramação e regeneração do metabolismo para o tratamento do diabetes

Como pesquisadores, tendemos a usar raramente o termo "cura", pois soa um pouco exagerado. Para muitos diabéticos e para a maior parte dos pré-diabéticos, porém, as estratégias alimentares anteriormente ilustradas podem, de fato, resultar na cura, como indicado pelos dados clínicos já apresentados. Isso não significa que todos se curarão nem que se trata de estratégias simples a serem colocadas em prática, mas que a maior parte dos pacientes que conseguir mudar a própria alimentação em longo prazo, de acordo com as diretrizes vistas na primeira parte deste capítulo, e/ou submeter-se periodicamente à dieta que imita o jejum, poderá livrar-se para sempre do diabetes.

Por certo, para ter certeza da eficácia dessas estratégias, será necessário completar os ensaios clínicos em mais de mil pessoas, mas convido os pacientes a conversar com seu diabetologista e a avaliar a possibilidade de iniciá-las de imediato. Os dados obtidos com as pesquisas em camundongos e seres humanos indicam que a dieta que imita o jejum é uma estratégia poderosa, que pode curar do diabetes porque provoca os seguintes efeitos:

1) **Eliminação da gordura.** Seja em camundongos, seja em humanos, essa dieta ativa um processo no qual o corpo queima muita gordura, em geral a abdominal, que desempenha um papel central no desenvolvimento do diabetes e de outras doenças. Vale notar que os camundongos submetidos a dois ciclos por mês da DMD comem a mesma quantidade de calorias mensais dos camundongos alimentados de modo normal, mas o grupo da DMD continua a perder peso: isso nos leva a pensar que esses camundongos continuam a queimar gordura mesmo depois que voltam para a alimentação normal (Figura 8.4).

2) **Restauração das células.** A DMD leva as células a empreender a autofagia e outros processos intracelulares de restauração, destruindo os componentes velhos e danificados para substituí-los por novos.

3) **Regeneração.** A DMD consegue substituir as células danificadas por outras novas, ativando as células-tronco. As consequências são a regeneração e o rejuvenescimento celular. Constatamos que nos camundongos isso acontece em diversos órgãos e sistemas: do sangue ao cérebro, dos músculos ao fígado. Estamos para publicar diversos estudos, nos quais se demonstra que isso também ocorre em outros sistemas. Os resultados dos ensaios clínicos sugerem que o mesmo processo de regeneração também ocorre no ser humano. Por exemplo, em pessoas saudáveis, com baixos níveis de glicose ou pressão baixa, a dieta que imita o jejum provocou efeitos mínimos ou nulos; isso significa que não comportou riscos ligados a uma redução excessiva da pressão sanguínea ou da glicemia. Como já dito, os efeitos da dieta que imita o jejum sobre a glicemia, a pressão sanguínea e outros fatores de risco para o diabetes foram bem mais pronunciados nos indivíduos que, no início da experiência, apresentavam evidentes fatores de risco para o envelhecimento e para contrair doenças. Esses efeitos indicam

um rejuvenescimento ou uma regeneração das células danificadas, ou ambas as coisas. Portanto, se as células dos músculos, que apresentam pouca resposta à insulina, forem reparadas, rejuvenescidas ou regeneradas, elas poderão voltar a funcionar normalmente. Não é de surpreender que a resistência à insulina seja relativamente rara nos jovens, sobretudo nos não obesos, enquanto é muito comum entre os idosos, mesmo que não sejam obesos.

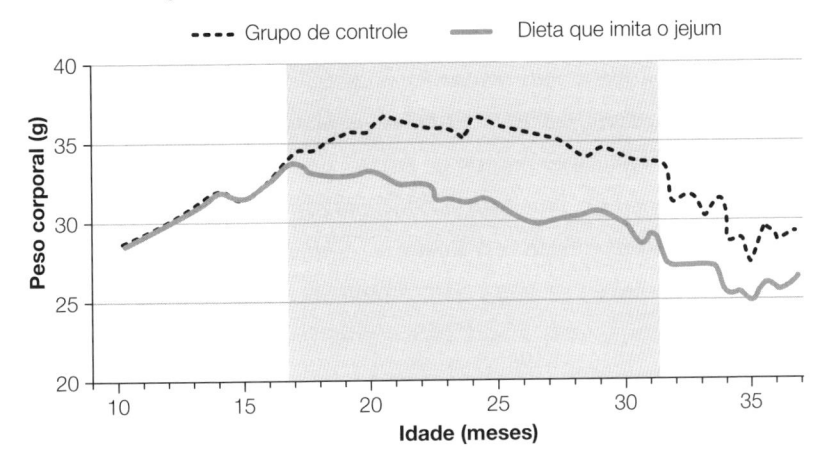

8.4 Redução do peso corporal em camundongos de meia-idade, submetidos à dieta que imita o jejum sem restrição calórica.

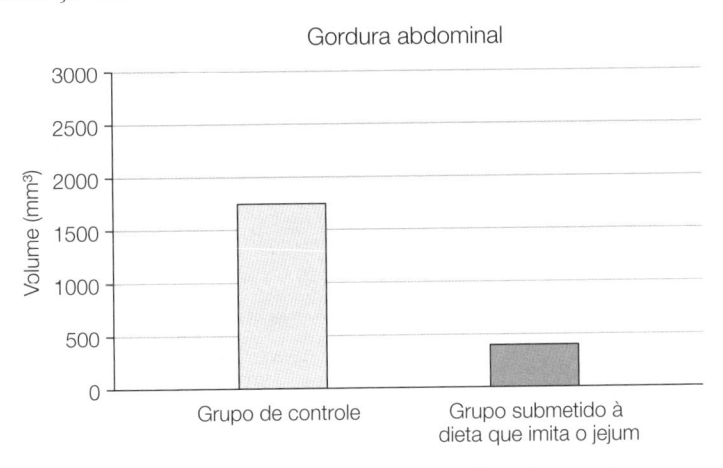

8.5 Redução da gordura abdominal em camundongos submetidos à dieta que imita o jejum.

Um caso positivo, mas preocupante

Decidi publicar o e-mail que segue porque, por um lado, ele ressalta a eficácia da dieta que imita o jejum e da dieta da longevidade, descrita anteriormente para a prevenção e o tratamento de doenças como o diabetes, e, por outro, denuncia o perigo da abordagem "faça você mesmo". Esse paciente correu um grande risco por ter combinado medicamentos similares à insulina com o tipo de dieta que recomendo.

Prezado dr. Longo,

O senhor não sabe, mas salvou minha vida. Em dezembro passado, iniciei minha descida ao inferno com uma paralisia na perna esquerda e passei a noite de Natal no hospital. Uma série infinita de exames de sangue não identificaram nada de alarmante: eu tinha um forte refluxo ácido, má digestão e vômito contínuo, mas a endoscopia e os testes alergênicos e de intolerância alimentar não evidenciaram nada. De acordo com os médicos, eu estava bem. A partir de março, eliminei a carne, o leite e alimentos que contivessem lactose. Obtive alguma melhora, mas bastava caminhar 150 metros para me sentir sem fôlego. Ganhei peso e cheguei a 120 kg comendo normalmente. Como consequência, tive edemas nas pernas e por todo o corpo. Os exames revelaram uma esteatose hepática grave, que estava evoluindo para uma cirrose. O fígado ocupava muito espaço na cavidade abdominal e comprimia o estômago – provavelmente, essa era a causa do refluxo – e tinha provocado uma pleurite na parte inferior dos pulmões, causando-me uma tosse contínua. Em 5 de junho, tudo mudou. Vi uma revista que trazia na capa o título de seu artigo: "Curar-se comendo menos". Pensei: "Sim, claro, deve ser a enésima dieta da moda". Li o artigo e fiquei perplexo. Tenha em conta que sou diabético (insulina, 18 unidades de NOVORAPID® três vezes ao dia, 22 unidades de LANTUS® à noite – comprimidos de metformina e medicamentos para abaixar a pressão sanguínea). Adotei a dieta Longo, começando no fim de junho, e tudo mudou. Resultado: 104 kg, caminho ou corro 5 quilômetros por dia e estou fazendo aulas de mergulho. Eliminei os medicamentos da noite (LANTUS®) **porque me causavam uma forte hipoglicemia noturna***, e reduzi o NOVORAPID® para seis unidades de manhã, dez na hora do almoço e oito no jantar. Parei de tomar a metformina. Eliminei todo* *tipo de carne, leite e alimentos que contenham lactose, manteiga, margarina, fritura, álcool, doces e açúcares, e minha glicemia nunca ultrapassa 145. Meus médicos não acreditaram em minha melhora e pediram para ler o artigo.*

Nesse caso, o paciente não adotou a dieta que imita o jejum, mas a dieta da longevidade (ver Capítulo 4), que, no entanto, conseguiu ressensibilizar suas células para a insulina, causando uma forte hipoglicemia noturna. Agora esse homem sabe que, ao mudar tão drasticamente sua alimentação sem consultar um especialista nessa área, arriscou sua vida. Se tivesse feito também a DMD, durante uma daquelas noites, o risco teria sido ainda maior.

Em resumo: os resultados do jejum nesses pacientes são excelentes, mas a abordagem "faça você mesmo" desperta preocupação, e eu a desaconselho vivamente. Sem dúvida, o grave erro cometido por essa pessoa foi ter associado a dieta com a insulina. Se ela tivesse consultado um especialista, poderia ter adotado a mesma alimentação, talvez acrescentando a dieta periódica que imita o jejum, e teria obtido resultados até melhores, sem correr o risco de um choque hipoglicêmico.

Se seu médico mostrar resistência em tratar ou prevenir seu diabetes fazendo uso também das estratégias alimentares que descrevi neste capítulo, tente insistir. Se ele continuar a se opor, aconselho você a procurar um especialista em medicina integrativa. Isso não significa que os tratamentos-padrão não possam ser eficazes ou determinantes, e sim que o médico deveria tentar maximizar as terapias que atuam sobre a doença em relação às que apenas a desaceleram. No fim, é você quem escolhe, mas se usar a dieta para o tratamento ou a prevenção de uma doença, é necessário ter a aprovação de um médico qualificado. Recentemente, iniciei junto à Universidade de Gênova o treinamento de biólogos nutricionistas e médicos interessados nas dietas da longevidade e que imitam o jejum. Espero criar uma rede de profissionais especializados em todo o território italiano.

Tratar a obesidade

Muitos dos meus projetos partem da ideia de encontrar uma terapia para doenças que afligem as pessoas, enquanto outros visam ajudar meus amigos, minha família, meus colegas, meus estudantes e a mim mesmo. Não é preciso ir longe para se deparar com pessoas que sofrem de obesidade, diabetes, câncer, distúrbios cardíacos ou Alzheimer, e não passa uma semana sem que alguém entre em contato comigo, dizendo ter sido informado de que, diante do estágio avançado de sua doença, a medicina não pode fazer mais nada. Assim, com frequência elaboro os dados científicos para ajudar as pessoas que me procuram. Contarei a seguir dois desses casos. O primeiro é o testemunho direto de uma pessoa que perdeu 18 kg.

Caso 1

"Até hoje, experimentei 15 ciclos da dieta que imita o jejum, com duração de cinco dias cada um. No total, perdi 18 kg (passando de 114 para 96, portanto, cerca de 1,2 kg a cada ciclo). Em virtude da indisponibilidade da DMD para cerca de dez meses, voltei a ganhar 2,7 kg no total. A pressão sanguínea caiu de 130/80 para 120/70. Durante três ou quatro semanas entre um ciclo e outro, sinto-me com mais energia e consigo trabalhar por mais tempo, sem perder a concentração.

A dieta não é o que eu chamaria de 'satisfatória', pois gosto de variar os alimentos e prefiro uma alimentação mais 'internacional'.

No entanto, acho que a duração de cinco dias seja suficientemente breve para torná-la tolerável; de fato, não sinto fome. Além disso, após cinco dias, posso retomar minha alimentação 'normal' e sentir prazer em comer o que quero. Para manter o peso alcançado, tento não me empanturrar, mas, de vez em quando, entre um ciclo e outro, como hambúrguer, sorvete à base de iogurte e até algum doce, a fim de não tornar a dieta particularmente difícil ou assumi-la como uma missão que impõe muitos sacrifícios."

Caso 2

Outra pessoa obesa, que ajudei por quinze anos, havia experimentado de tudo para perder peso, partindo de seus 111 kg nada saudáveis, de uma circunferência abdominal de 127 cm e de um porcentual de gordura corporal de 38%, dados que a colocavam em uma condição de altíssimo risco para o surgimento do diabetes. Ela realizou três ciclos da dieta que imita o jejum e teve uma melhora no peso, na pressão sanguínea e no nível de HbA1c, mas essa melhora se mostrou inútil, pois, entre um ciclo e outro, o paciente retomava um estilo alimentar rico em gorduras, açúcares e amidos e, com ele, ganhava de volta os quilos perdidos. Tendo em vista sua condição de risco, propus-lhe iniciar quatro ciclos consecutivos da DMD. Eu sabia que as clínicas nas quais se pratica o jejum submetem os pacientes a dietas de 200 calorias por dia até por quatro semanas, incorrendo apenas raramente em problemas. Desse modo, três semanas de DMD, com teor de 800 calorias por dia, pareceram-me razoáveis. Contudo, o paciente teria de prestar muita atenção e praticá-la sob rigoroso controle meu e do seu médico.

Essa estratégia funcionou, e ele perdeu quase 14 kg, muitos dos quais de gordura abdominal. Em troca, ganhou energia e bem-estar. Após um ano, ele não apenas mantém o peso, como também continua a perdê-lo, e sustenta que a dieta que imita o jejum, além de fazer com que ele perca alguns quilos, levou-o a mudar, por iniciativa própria, o modo como se alimenta. A mesma estratégia funcionou com muitas outras pessoas, tanto homens quanto mulheres, que acompanhei fora dos estudos clínicos.

Ao leitor deve ficar claro que a opção dos ciclos múltiplos (dois ou mais) da DMD deve ser levada em consideração somente quando os ciclos periódicos individuais não derem certo, e que deve ser posta em prática somente com o consentimento e o sob o rigoroso controle de um médico ou biólogo nutricionista, de preferência especializado em terapias de jejum prolongado. De fato, quando seguida de maneira incorreta ou com os nutrientes errados, esse tipo de terapia pode causar diversos efeitos colaterais, entre os quais a queda excessiva da pressão sanguínea ou da glicemia e má nutrição (carência de vitaminas, minerais, nutrientes essenciais etc.). Também há potenciais interações da DMD com alguns medicamentos, que podem tornar o uso prolongado da dieta muito perigoso (como vimos no caso da insulina). Por essas razões, nesses casos sugiro ciclos múltiplos de cinco dias apenas da dieta que imita o jejum ProLon®, testada clinicamente com esse objetivo, embora os indivíduos submetidos à experimentação a tenham usado apenas uma vez por mês, e não de maneira consecutiva. Atenção: enquanto a experimentação das DMD não for concluída com sucesso, seu uso deve ser entendido unicamente como terapia integrativa à disposição dos médicos, e não como substituto de terapias-padrão para as doenças.

9
ALIMENTAÇÃO E DIETA QUE IMITA O JEJUM NA PREVENÇÃO E NO TRATAMENTO DAS DOENÇAS CARDIOVASCULARES*

Agradeço ao professor Andreas Michalsen, chefe do Departamento de Medicina Complementar e do Departamento de Medicina Integrativa no Hospital Universitário Charité, de Berlim, pela leitura e pelos conselhos relativos a este capítulo.

A prevenção das doenças cardiovasculares em macacos

A sequência do DNA do macaco Rhesus coincide em 93% com a do ser humano: essa espécie está entre os organismos mais semelhantes a nós; portanto, podemos estudar a duração de sua vida em resposta às estratégias alimentares em ambientes experimentalmente controlados.

* O conteúdo deste capítulo não deve ser utilizado para efetuar autodiagnósticos nem como terapia para doenças, mas pode ser apresentado a um médico especialista caso se tenha em vista o tratamento de uma patologia.

Esses macacos vivem no máximo quarenta anos e desenvolvem muitas de nossas doenças, entre elas o diabetes, o câncer e patologias cardiovasculares. Dois estudos pioneiros, conduzidos respectivamente na Universidade de Wisconsin e no Instituto Nacional de Envelhecimento dos Estados Unidos (NIA), examinaram o impacto de uma restrição calórica de cerca de 30% sobre a longevidade e as doenças nos macacos Rhesus.

O estudo de Wisconsin, conduzido por mais de vinte anos, concluiu que, reduzindo-se a ingestão de calorias, a mortalidade diminui em relação ao grupo de controle, que continuou a se alimentar normalmente.[1] Além disso, 42% do grupo de controle desenvolveu pré-diabetes ou diabetes, algo que não aconteceu com nenhum dos macacos submetidos à restrição calórica.[2] Nesse último grupo de animais, as doenças cardiovasculares também se reduziram em 50%.

Ao contrário do estudo de Wisconsin, o conduzido pelo NIA não evidenciou nenhuma diferença nas causas de morte entre o grupo submetido à restrição calórica e o grupo de controle; os componentes de ambos desenvolveram, na mesma medida, doenças cardiovasculares, amiloidose, neoplasias e uma piora geral da saúde.[3]

A diferença entre esses dois estudos decenais sobre a alimentação em macacos evidencia a importância da composição da dieta associada à limitação das calorias. Na pesquisa realizada pelo NIA, os macacos não submetidos à restrição calórica eram alimentados com uma dieta saudável, na qual as proteínas derivavam de fontes vegetais, como trigo, milho, soja e alfafa, aos quais se acrescentava peixe, e extraíam 17,3% das calorias de 5% de gorduras, 5% de fibras e 3,9% de sacarose, vitaminas e minerais.

Além disso, no estudo do NIA, os animais recebiam alimentação apenas duas vezes por dia, e a quantidade de alimento era limitada e selecionada com base na idade e no peso corporal dos indivíduos. Na pesquisa da Universidade de Wisconsin, por sua vez, a única fonte de proteínas era constituída pelo leite (lactoalbumina), e a dieta continha 10% de gorduras, prevalentemente óleo de milho, 5% de celulose e 28,5% de sacarose. À diferença do estudo do NIA, aos macacos de Wisconsin não submetidos à restrição calórica era permitido comer o quanto quisessem, a fim de exemplificar a típica dieta ocidental.

Resumindo: os macacos do NIA seguiam uma alimentação quase ideal, feita de vegetais e de proteínas derivadas do peixe e pobre em açúcares, portanto mantinham o peso ideal, enquanto os de Wisconsin seguiam uma dieta rica em proteínas animais e açúcares e podiam ganhar peso. Desse modo, não é de surpreender que a restrição calórica de 30% do experimento de Wisconsin tenha se mostrado muito mais protetora contra o envelhecimento e as doenças, uma vez que os macacos submetidos à restrição eram confrontados com macacos nutridos com uma dieta nem um pouco saudável. Ao contrário, a dieta-padrão dos macacos do NIA era saudável o bastante para fazer com que sua restrição de 30% não mudasse muito em termos de envelhecimento e de boa parte das doenças.

Dieta, prevenção e tratamento dos distúrbios cardiovasculares no ser humano

Baseada no sistema dos cinco pilares da longevidade, que também levam em conta pesquisas sobre a longevidade e as doenças dos macacos que acabei de descrever, a dieta da longevidade ideal para a prevenção de doenças cardiovasculares foi descrita no Capítulo 4. No entanto, há dietas que representam versões muito mais "permissivas" da dieta da longevidade, e cujos efeitos benéficos foram amplamente estudados. Deve-se recordar que mesmo a dieta mediterrânea, na versão mais eficaz que estou para descrever, tem efeitos limitados sobre a prevenção e o tratamento de doenças ligadas ao envelhecimento. De fato, os resultados que demonstram sua eficácia são sustentados principalmente por um dos cinco pilares, o epidemiológico, enquanto os estudos clínicos e em seres humanos e animais, que testaram os efeitos da dieta mediterrânea sobre a longevidade saudável, ainda são muito limitados. Os estudos realizados com centenários chegam a indicar que a longevidade recorde nada tem a ver com a dieta mediterrânea, mas, antes, com uma série de alimentos e de quantidades desses alimentos que são comuns apenas em algumas tipologias de dietas mediterrâneas. Repito, portanto, meu conselho de adotar a dieta da longevidade descrita no Capítulo 4; quem não conseguir limitar-se a essa estratégia alimentar pode acrescentar alguns componentes permitidos pela dieta mediterrânea.

De modo geral, a dieta mediterrânea ideal tem as características apresentadas a seguir.

Consumo em grande quantidade de:

- azeite de oliva;
- legumes;
- cereais integrais;
- frutas (em quantidade reduzida na dieta da longevidade);
- verduras;
- peixe.

Consumo moderado de:

- queijos (ausentes ou muito escassos na dieta da longevidade);
- iogurte (consumo mínimo na dieta da longevidade);
- vinho.

Consumo reduzido de:

- carne e derivados (ausentes na dieta da longevidade);
- leite (ausente ou escasso na dieta da longevidade);
- ovos (ausentes ou escassos na dieta da longevidade).

Não surpreende que muitos estudos associem a dieta mediterrânea a uma redução da incidência de doenças crônicas, entre as quais as cardiovasculares.[4]

ALIMENTAÇÃO E DIETA QUE IMITA O JEJUM NA PREVENÇÃO E NO TRATAMENTO DAS DOENÇAS CARDIOVASCULARES

Quando Francesco Sofi e seus colegas analisaram os dados levantados com base em 4,1 milhões de indivíduos, descobriram que quanto maior era a adesão à dieta mediterrânea, menor era o risco de doenças cardiovasculares.[5]

Conforme explicado a respeito da dieta da longevidade, o consumo de azeite de oliva e de oleaginosas está associado à longevidade e à proteção contra doenças. Para compreender se esses ingredientes fornecem, de fato, uma proteção contra doenças, Ramon Estruch e seus colegas examinaram 7.447 homens e mulheres entre 58 e 80 anos e com risco de contrair doenças cardiovasculares. Esses indivíduos consumiam uma dieta mediterrânea complementada com um litro de azeite de oliva extravirgem por semana ou 30 gramas de oleaginosas (15 gramas de nozes, 7,5 gramas de avelãs, 7,5 gramas de amêndoas) por dia. Por sua vez, os indivíduos do grupo de controle consumiam uma dieta com baixo teor de gorduras.[6] Verificou-se uma redução dos eventos cardiovasculares (acidente vascular cerebral, ataque cardíaco etc.) em ambos os grupos que seguiam a dieta mediterrânea complementada com azeite de oliva ou oleaginosas, confirmando resultados já observados.[7] A observação do mesmo grupo por mais cinco anos revelou que a ingestão de gorduras mono e poli-insaturadas, como as contidas no azeite de oliva e em outros óleos vegetais, estava associada a uma redução das doenças cardiovasculares, enquanto uma dieta rica em gorduras saturadas e trans aumentava sua incidência.[8] Por fim, a ingestão de gorduras insaturadas, derivadas do peixe e dos vegetais, estava associada a uma redução das doenças e das mortes em consequência de problemas cardiovasculares.[9]

Um estudo de Harvard, ao qual já me referi e que levantou dados de mais de 20 mil mortes – 5.204 das quais provocadas por doenças cardiovasculares em uma amostra de quase 130 mil pessoas de ambos os sexos –, indicou que o grupo que adotava uma alimentação pobre em carboidratos e rica em proteínas de origem prevalentemente animal (leite, carne vermelha, ovos etc.) corria um risco 50% maior de morrer e, em especial, 40% a mais de sofrer de doenças cardiovasculares.[10] Sendo pobre em carboidratos, a dieta à base de vegetais não se mostrava associada a um risco maior de doenças cardiovasculares, ao contrário: parecia reduzir ainda mais sua ocorrência.

Outro estudo, no qual era monitorada uma ampla amostra de pessoas portadoras de 1.057 acidentes vasculares cerebrais e 2.959 cardiopatias isquêmicas (CI), indicava que uma elevada ingestão de proteínas derivadas de fontes animais agravava essas doenças, enquanto uma ingestão maior de proteínas de fontes vegetais tinha um efeito de proteção.[11]

Conforme demonstrado em nossas pesquisas e confirmado por outros estudiosos, normalmente quem consome muitas proteínas de origem vegetal consome menos, ou muito menos, proteínas em geral. Portanto, a menor incidência de doenças nos grupos que consomem muitas proteínas vegetais poderia dever-se tanto aos efeitos benéficos do alimento de origem vegetal quanto à menor ingestão de proteínas em comparação com pessoas que consomem muita carne vermelha, leite etc. Em seu estudo realizado com 43.396 mulheres suecas, Pagona Lagiou e seus colegas observaram um aumento de 5% na incidência de doenças cardiovasculares para cada 5 gramas a mais de proteínas e 20 gramas a menos de carboidratos ingeridos.[12]

Outra pesquisa que analisou 2.210 casos de enfarte não fatal e 952 mortes em consequência de patologias cardíacas levou à conclusão de que uma dieta rica em carne vermelha e gorduras está relacionada a um grande risco de doenças cardíacas na mulher, enquanto a introdução de oleaginosas e feijões reduz esse risco.[13]

Estratégias alimentares para o tratamento das cardiopatias coronárias

Já contei a respeito do período de reclusão na Biosfera 2, no deserto do Arizona, a que meu orientador de doutorado na universidade, o dr. Roy Walford, submeteu-se com outras sete pessoas, sujeitando-se a uma restrição calórica em grande parte dos dois anos da experiência.[14] Além de fornecer menos de 1.800 calorias por dia, a dieta que eles seguiam era majoritariamente vegetariana e consistia em frutas, cereais, ervilha, feijão, amendoim, hortaliças e batatas, bem como outras verduras, pequenas quantidades de leite e iogurte de cabra (cerca de 84 gramas por dia) e ínfimas quantidades de carne de cabra, porco, peixe e ovos.[15] Ao final do período de restrição calórica e adoção dessa dieta, os oito membros da Biosfera 2 mostraram importantes alterações nos fatores de risco para doenças cardiovasculares.

Posteriormente, diversos estudos confirmaram esses resultados, mostrando que a restrição calórica também reduz os estados inflamatórios (PCR, proteína C reativa) e outros marcadores associados às doenças cardiovasculares.[16]

Portanto, essas pesquisas confirmam que determinada dieta pode causar uma forte redução das doenças cardíacas e do acidente vascular cerebral, mas também pode constituir uma terapia eficaz para os pacientes que já foram diagnosticados com uma doença cardiovascular. No entanto, como já vimos no caso dos macacos, a cronificação da restrição calórica é uma estratégia extrema que também provoca problemas.

Fator de risco	Antes do experimento	Durante a restrição calórica
Pressão sanguínea (mmHg)	108/77	90/58
Colesterol (LDL) (mg/dl)	105	60
Triglicérides (mg/dl)	115	80
IMC (índice de massa corporal)	23	19
Glicemia em jejum (mg/dl)	92	70

9.1 *Influência do experimento Biosfera 2 sobre a redução dos fatores de risco para as doenças cardiovasculares.*

Por exemplo, como no caso do grupo da Biosfera 2, em decorrência de uma restrição calórica crônica, o índice de massa corporal (IMC) caiu para 19, até mesmo nos homens. Se pensarmos que o IMC de um sobrevivente do Holocausto era de cerca de 14,2, um IMC de 19 para um homem, embora não tão dramático, aproxima-se de um estado de enfraquecimento que pode comportar consequências negativas, por exemplo para a capacidade de cicatrização de feridas ou para o combate de infecções.

Desse modo, temos de receber os ensinamentos dessas pesquisas sobre a restrição calórica, mas também sobre determinados tipos de dieta mediterrânea, e usá-los para identificar estratégias alimentares, e não apenas as que obtêm resultados igualmente positivos, mas que não levem a uma excessiva perda de peso nem aos efeitos colaterais potencialmente graves, provocados por dietas muito extremas.

Nutrição e tratamento das patologias cardiovasculares

Inúmeras pesquisas indagaram o uso das estratégias alimentares no tratamento das doenças cardiovasculares. Um ensaio clínico, ao qual foi submetido um grupo de pessoas, evidenciou como uma dieta privada de alimentos de origem animal e cafeína, com 10% de calorias de gorduras provenientes de cereais, frutas, feijões, legumes ou soja e derivados e apenas 12 gramas de açúcar por dia, associada a exercício físico leve ou moderado e gestão do estresse, reduz o risco de desenvolvimento de aterosclerose coronária já após somente um ano.[17] Nessa pesquisa, 23 pacientes de 28 que seguiam a dieta mostraram uma regressão da aterosclerose, enquanto a saúde dos membros do grupo de controle piorava.[18] Essa dieta é chamada de "dieta Ornish", do nome de Dean Ornish, médico que dirigiu o experimento e foi o primeiro a formulá-la.

Após cinco anos de dieta Ornish, uma PET (tomografia por emissão de pósitrons) mostrou que no grupo que seguia a dieta as anomalias associadas a patologias cardíacas tinham regredido em relação às do grupo de controle. O dado se referia ao exame efetuado tanto em repouso quanto em condições de indução farmacológica de estresse cardíaco.[19]

Uma dieta semelhante, experimentada inicialmente em um pequeno grupo de pacientes e depois monitorada em uma amostra mais ampla de pessoas diagnosticadas com uma doença cardiovascular, foi elaborada pelo cirurgião Caldwell Esselstyn. Trata-se de uma dieta parecida com a de Ornish, sem carne vermelha, aves nem peixes, sem laticínios, óleos (nem mesmo azeite de oliva), oleaginosas nem abacate. São permitidas verduras, entre as quais as folhas, os tubérculos e as hortaliças coloridas (vermelhas, laranja etc.), legumes como feijão, lentilha, ervilha etc., os cereais integrais e seus derivados, como macarrão, pão etc., e fruta.

No centro da dieta Esselstyn está a manutenção do colesterol em níveis muito baixos. No primeiro estudo, Esselstyn submeteu a essa dieta 24 pacientes com graves patologias coronárias e os acompanhou por 12 anos. Nos 18 indivíduos que seguiram a dieta por todo o período, a patologia deixou de se desenvolver ou regrediu. Após 12 anos, 17 dos 18 pacientes mantiveram os níveis de colesterol em 145 mg/dl.

No entanto, as dietas Esselstyn e Ornish têm limites importantes. Em primeiro lugar, como são muito restritivas, teriam dificuldade para encontrar um consenso suficientemente amplo e, portanto, seriam pouco praticadas. Em segundo lugar, ambas não levam em conta dados sobre o consumo de oleaginosas e de outras gorduras de origem vegetal, entre as quais o azeite de oliva, nem sobre o consumo de peixe, sobretudo os de variedade gordurosa, como o salmão, que estão associados a uma diminuição, e não a um aumento das patologias cardíacas.[20] O consumo de peixe, azeite de oliva e oleaginosas é muito difundido entre algumas das populações mais longevas do mundo, como os adventistas de Loma Linda, na Califórnia, os gregos de Icária e os italianos da Calábria e da Sardenha. Embora não consumam grandes quantidades de azeite de oliva, os habitantes de Okinawa comem oleaginosas e peixe.

Além das confirmações positivas em relação a esses ingredientes por parte das pesquisas epidemiológicas, clínicas e com centenários, os estudos sobre a restrição calórica no ser humano não proíbem as oleaginosas, o azeite de oliva, o peixe nem outras gorduras, ao contrário: apresentam importantes diminuições do colesterol total (125 mg/dl) e do colesterol LDL (60 mg/dl), em ambos os casos muito inferiores a 150 (total) e 80 (LDL), que Esselstyn considera ideais em relação a esse fator de risco e que constituem um importante fator de proteção contra as patologias.

Resumindo, embora a dieta Esselstyn e, mais ainda, a Ornish sejam claramente eficazes no tratamento das doenças cardiovasculares, a dieta que proponho ao final deste capítulo acrescenta a elas algumas modificações, que levam em conta os cinco pilares da longevidade. Minha abordagem permite introduzir na alimentação uma quantidade relativamente alta de oleaginosas, azeite de oliva e alguns tipos de peixe, como o salmão, com alto teor de ácidos graxos ômega-3. Também proponho a redução do consumo de frutas, que contêm muito açúcar, a limitação do consumo de macarrão e pão e a ingestão diária de proteínas, que eu e outros estudiosos associamos a um alto risco de doenças relacionadas ao envelhecimento, entre as quais as próprias patologias cardiovasculares.

A dieta periódica que imita o jejum na prevenção e no tratamento das doenças cardiovasculares

Como repeti várias vezes nos capítulos anteriores, os esforços do meu laboratório se concentraram na identificação de estratégias simples, altamente eficazes e que permitam que as pessoas enfrentem as mudanças da maneira menos drástica possível. Como no caso de outras doenças, nossa abordagem das patologias cardiovasculares não consiste em bloquear a atividade de enzimas como as que agem sobre a síntese do colesterol ou como a angiotensina, que converte a enzima que influencia a pressão sanguínea. O objetivo de nossa intervenção, que encontra confirmação nos estudos em animais, é ativar a capacidade do nosso corpo de iniciar a regeneração e o rejuvenescimento das células, fazendo-as funcionar melhor.

Como no caso dos efeitos sobre os fatores de risco para câncer e diabetes, os efeitos da dieta periódica que imita o jejum sobre os fatores de risco para as doenças cardiovasculares mostram-se consideráveis.[21]

Quando experimentamos essa estratégia no ser humano, em um estudo coordenado pelos pesquisadores da minha equipe Sebastian Brandhorst e Min Wei, o grupo que seguia a DMD mostrou marcadores de doenças cardiovasculares e de inflamação mais baixos durante a dieta, além de uma redução do peso e da gordura abdominal sem perda de massa muscular.[22] Três ciclos da dieta que imita o jejum, realizados uma vez por mês durante cinco dias e seguidos por uma retomada da alimentação normal, levaram à redução média de 4 cm da circunferência abdominal em todos os participantes.

De modo geral, os ciclos da DMD se mostraram muito mais eficazes nos indivíduos que apresentavam altos fatores de risco para patologias cardiovasculares; por exemplo, a pressão sanguínea sistólica baixou para cerca de 7 mmHg nos indivíduos com hipertensão moderada, e os triglicérides se reduziram até 25 mg/dl nos indivíduos com triglicérides altos, enquanto o colesterol ruim (LDL) diminuiu até quase 22 mg/dl nos indivíduos de risco. Além disso, em quase todos os indivíduos monitorados, três ciclos da DMD normalizaram os níveis de PCR, um dos principais indicadores de risco para doenças cardiovasculares (Figura 9.2). Como recordei antes a respeito de outras patologias, os ciclos da DMD também provocaram uma importante redução dos níveis do fator de crescimento IGF-1, igualmente envolvido nos distúrbios cardiovasculares.

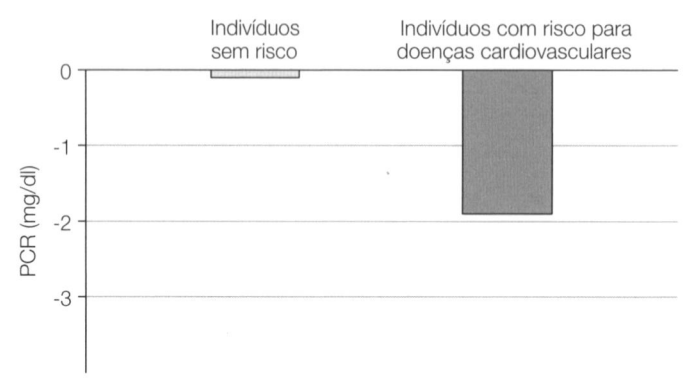

9.2 O PCR, fator de risco para as doenças cardiovasculares, diminui após três ciclos da dieta que imita o jejum.

Resumo: dieta que imita o jejum e doenças cardiovasculares, resultados dos ensaios clínicos, prevenção e tratamento

Nos ensaios clínicos conduzidos por nós com cem pacientes, os ciclos da dieta que imita o jejum provocaram efeitos em muitos dos principais fatores e marcadores de risco que contribuem para as doenças cardiovasculares ou estão associados a elas, sobretudo em indivíduos com risco:

1) Redução da gordura e da circunferência abdominal.
2) Importante redução do fator de risco inflamatório PCR.
3) Importante redução do colesterol total e do LDL.
4) Diminuição dos triglicérides.
5) Diminuição da pressão sanguínea sistólica e diastólica.
6) Importante redução da glicemia em jejum.

Como diretrizes que podem ser sugeridas para a prevenção e o tratamento das doenças cardiovasculares, temos as seguintes:

Prevenção

1) Siga a dieta da longevidade descrita no Capítulo 4 e pratique exercício físico como descrito no Capítulo 5.

2) Realize periodicamente uma DMD. A periodicidade deve ser de uma vez a cada seis meses para as pessoas com ótima saúde e sem fatores de risco para doenças cardiovasculares, a uma vez por mês para quem apresenta múltiplos fatores de risco para doenças cardiovasculares, incluindo histórico familiar de patologias cardíacas, acidente vascular cerebral etc.

Tratamento

A estratégia ideal, mas também mais segura, consiste em tomar elementos das dietas Esselstyn, Ornish e Walford e da dieta da longevidade (ver Capítulo 4) e combiná-los com os resultados obtidos nos amplos estudos clínicos e epidemiológicos, dos quais tratamos no início do capítulo. Para resumir:

a) **Não** à carne vermelha, a aves ou outras carnes.

b) **Sim** ao peixe.

c) **Não** aos laticínios.

d) **Sim** a grandes quantidades de verdura, de preferência orgânicas.

e) **Sim** aos legumes (feijão, lentilha, grão-de-bico, ervilha etc.).

f) **Sim** aos cereais integrais, entre os quais macarrão e pão, mas abaixo de 100 gramas por dia.

g) **Ok** para as frutas, mas, em média, menos de uma por dia (uma maçã, uma laranja, dois punhados de amoras, mirtilos, morangos etc.)

h) **Sim** para o azeite de oliva (cerca de 80 gramas por dia).

i) **Sim** para as oleaginosas (cerca de 30 gramas por dia de nozes, amêndoas ou avelãs).

j) **Coma** em um período não superior a 11-12 horas (por exemplo, entre 8 e 19 horas) (ver Capítulo 4).

k) **Se** seu índice de massa corporal for 25, coma duas vezes por dia e faça um lanche com baixo teor de açúcares e alto teor de fibras com, no máximo, 100 calorias (ver Capítulo 4).

l) **Reduza** o açúcar (menos de 10 gramas de adição de açúcar por dia).

m) **Introduza** cerca de 0,7-0,8 grama de proteínas por quilo de peso corporal por dia. Se você pesar 45 kg, trata-se de aproximadamente 37 gramas de proteínas por dia, 30 dos quais devem ser consumidos em uma única refeição para maximizar a síntese por parte dos músculos (ver Capítulo 4).

n) **Faça exercício físico** como explicado no Capítulo 5.

Essa dieta é diferente da Ornish, que limita a 10% as calorias provenientes das gorduras, pois permite o consumo de quantidades relativamente altas de gorduras a partir do azeite de oliva, das oleaginosas (que fornecem mais de 300 calorias por dia) ou do peixe. Ainda assim, trata-se de um consumo de azeite de oliva inferior ao permitido durante o estudo de Estruch (um litro de azeite de oliva por semana) e que se revelou um fator de proteção contra as doenças cardiovasculares, mas é um meio-termo que leva em consideração o trabalho de várias décadas e as provas produzidas por Ornish e Esselstyn. De acordo com esses pesquisadores e com estudos mais recentes, é preferível ingerir uma quantidade muito reduzida de gorduras. De fato, como são escassas as provas de que reduzir a ingestão de azeite de oliva e oleaginosas pode ter um efeito positivo, cheguei a um meio-termo razoável, sustentado por um número elevado de dados clínicos e epidemiológicos.

Converse com seu médico sobre os tratamentos-padrão, que podem compreender medicamentos e intervenções cirúrgicas, mas peça-lhe para levar em consideração uma intervenção de tipo alimentar, como a indicada aqui, como estratégia alternativa ou de integração, desde que factível.

Faça uma dieta que imita o jejum por mês, mas lembre ao seu médico que os remédios contra a hipertensão não devem ser ingeridos em associação com a DMD, a menos que haja a certeza de que a pressão sanguínea permanecerá em níveis normais.

10
ALIMENTAÇÃO E DIETA QUE IMITA O JEJUM NA PREVENÇÃO E NO TRATAMENTO DO ALZHEIMER E DE OUTRAS DOENÇAS NEURODEGENERATIVAS*

Agradeço ao dr. Markus Bock, neurologista e especialista no uso de dietas cetogênicas e que imitam o jejum no Centro de Medicina Complementar do Hospital Universitário Charité, de Berlim, pela leitura e pelos conselhos relativos a este capítulo.

O estudo do cérebro e das doenças degenerativas é um dos temas que mais me entusiasmam. De fato, assim como o envelhecimento, essas doenças representam enormes desafios para a ciência.

---

* O conteúdo deste capítulo não deve ser utilizado para efetuar autodiagnósticos nem como terapia para doenças, mas pode ser apresentado a um médico especialista caso se tenha em vista o tratamento de uma patologia.

O cérebro é afetado particularmente por duas das patologias mais devastadoras: o mal de Alzheimer e o de Parkinson. Como prefiro limitar-me às patologias para as quais estamos desenvolvendo tanto uma pesquisa de base quanto ensaios clínicos, aqui tratarei apenas do mal de Alzheimer e de como a alimentação e as dietas que imitam o jejum podem influir sobre sua incidência e sua progressão. O Parkinson também está entre as patologias que estudamos, mas como ainda não completamos nossos estudos a esse respeito, não o abordarei aqui, embora existam fortes esperanças de que a dieta da longevidade e a que imita o jejum possam revelar-se eficazes também em seu caso.

O mal de Alzheimer

O mal de Alzheimer reúne de 60 a 80% das demências e é caracterizado pela perda da memória em um grau que acaba interferindo nas atividades cotidianas normais do indivíduo. No estágio inicial, os pacientes têm dificuldade para se lembrar de informações recebidas há pouco tempo, pois a doença afeta a região cerebral responsável pelo aprendizado. Nos estágios posteriores, eles manifestam desorientação (se esquecem de onde moram), mostram mudanças de humor e comportamento (raiva ou perda de inibição), tornam-se confusos e, ao mesmo tempo, suspeitam dos familiares ou de seus cuidadores. Nos últimos estágios, a perda da memória se agrava, e os pacientes podem começar a manifestar dificuldade para falar, caminhar e até mesmo deglutir.

Em 1997, quando comecei a trabalhar com Alzheimer no laboratório do dr. Caleb Finch, na USC, a grande promessa contra a doença parecia ser a vacina contra uma proteína chamada Beta-amiloide, que se acumula no cérebro dos pacientes. Quase vinte anos depois, infelizmente, essa estratégia não resultou em nenhum tratamento eficaz, e centenas de laboratórios ainda estão em busca de uma possível cura.

Bastaria sobretudo um avanço de cinco anos na idade média do diagnóstico de Alzheimer para reduzir pela metade o número de pessoas afetadas, uma vez que a doença se desencadeia em uma idade tão avançada que muitos morreriam antes de desenvolvê-la. A maioria dos cientistas concorda com o fato de que, de certo modo, a Beta-amiloide, que basicamente é um resíduo formado pela agregação de partes de determinada proteína no cérebro, tem a ver com o Alzheimer, pois está ligada tanto à sua manifestação esporádica (ou seja, independentemente de uma causa genética) quanto à sua manifestação familiar (a forma hereditária da doença, provocada por mutações genéticas específicas).

A prevenção do Alzheimer em camundongos

Não surpreende que o maior fator de risco para o Alzheimer seja a idade, uma vez que sua incidência cresce mais de cem vezes dos 60 aos 95 anos. O estudo em camundongos foi um dos mais usados para compreender o Alzheimer, pois os genes humanos reconhecidos como os responsáveis pela doença podem ser introduzidos no genoma desses animais, a fim de provocar alguns sintomas observados em pacientes de Alzheimer nas esferas da memória e do aprendizado.

  Retomo aqui o que foi escrito no capítulo sobre o câncer: o fato de sermos obrigados a usar camundongos para identificar as possíveis terapias de Alzheimer é terrível, mas, em se tratando de uma doença humana tão devastadora e por ainda não termos uma alternativa, só podemos efetuar a experimentação nesses animais antes de dar início àquela em humanos. Graças aos estudos em camundongos, atualmente meu laboratório está pronto para iniciar um estudo clínico sobre o uso da dieta que imita o jejum na prevenção e no tratamento do Alzheimer. Eu gostaria de esclarecer que os camundongos não parecem sofrer e que o declínio cognitivo causado pelas mutações introduzidas é mínimo e semelhante ao que ocorre na maioria das pessoas que chegam a uma idade muito avançada.

  O objetivo desta seção não é passar em revista todos os estudos em camundongos e o Alzheimer, mas mostrar quais são as premissas do uso de dietas específicas para a prevenção e o tratamento das doenças neurodegenerativas. O primeiro estudo que conduzimos para tentar adiar o surgimento do Alzheimer, intervindo no gene IGF-1, que acelera o envelhecimento, tinha como objeto camundongos chamados de "triplo-transgênicos", pois apresentavam mutações em três genes, associados ao Alzheimer: APP, PS1 e tau.

Como na maior parte dos casos o Alzheimer se manifesta após os 70 anos, não queríamos usar a restrição calórica de longa duração, a fim de evitar o desenvolvimento de estratégias alimentares que não pudessem ser usadas por pessoas idosas. Desse modo, decidimos regular o envelhecimento e, potencialmente, o rejuvenescimento do sistema nervoso preparando uma armadilha para as células dos camundongos: graças a Edoardo Parrella, pesquisador italiano do meu laboratório, administramos aos animais uma dieta normal, porém sem os nove aminoácidos que o corpo humano não é capaz de produzir, os chamados "aminoácidos essenciais" (Isoleucina, Leucina, Lisina, Metionina, Fenilalanina, Treonina, Triptofano, Valina e Arginina), que são os componentes fundamentais das proteínas contidas nos alimentos. Também administramos aos camundongos uma quantidade extra de aminoácidos não essenciais, que o corpo humano pode sintetizar e não precisa receber dos alimentos. Portanto, a dieta que experimentamos era idêntica à normal, mas continha menos aminoácidos essenciais e mais aminoácidos não essenciais. Começando por indivíduos jovens ou de meia-idade, nutrimos os camundongos com essa dieta, alternando-a uma semana sim e outra não com uma dieta normal. O efeito dessa mudança mínima na alimentação apresentou um excelente resultado, com uma redução de 75% nos níveis do fator pró--envelhecimento e cancerígeno IGF-1 nos camundongos submetidos à dieta. Além disso, o efeito da dieta nos níveis de IGF-1 também continuou quando os camundongos voltaram para a alimentação normal.

Esse resultado salienta a validade das tecnologias da nutrição e o quanto é útil compreender os efeitos de certos nutrientes em determinados genes e vias metabólicas, com o objetivo de formular dietas que se mostrem o menos traumáticas possível, mas tenham em nosso corpo efeitos comparáveis aos dos medicamentos, senão até melhores. Meses depois, os camundongos alimentados com essa dieta por uma semana sim, outra não, deram resultados melhores em diversos testes cognitivos: estavam evidentemente protegidos contra os sintomas de Alzheimer.

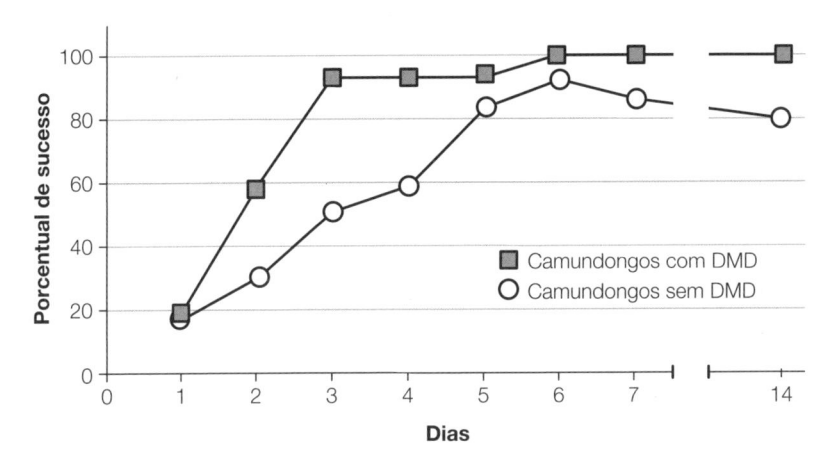

10.1 Melhora nos testes cognitivos dos camundongos submetidos à dieta que imita o jejum.

Em outro estudo, sobre o qual já escrevi antes, alimentamos os camundongos com uma dieta vegana que imita o jejum, com baixo teor de calorias, por apenas quatro dias, duas vezes por mês (portanto, oito dias no total), iniciando na meia-idade. Com a progressão do envelhecimento, a capacidade desses camundongos de aprender e memorizar mostrou-se bem melhor em relação à dos camundongos alimentados normalmente (Figura 10.1). As melhoras foram observadas em todos os testes administrados, incluídos os de coordenação motora (nos quais os camundongos se moviam na roda) e nos que, para concluir uma série de tarefas, eles eram obrigados a contar com a memória de curto e longo prazos.

Mais uma vez, a alimentação demonstrou seus profundos efeitos sobre os genes que desenvolvem um papel crucial no processo de envelhecimento, incluindo o cérebro. O Laboratório Mattson no Instituto Nacional de Envelhecimento dos Estados Unidos realizou diversas pesquisas nessa área, mas concentrando-se no jejum em dias alternados, no qual os camundongos comiam normalmente em um dia e, no seguinte, não comiam nada. De maneira coerente com os resultados das nossas pesquisas, esses estudos demonstraram que o jejum em dias alternados provoca melhora no aprendizado e na memória tanto dos camundongos saudáveis quanto nos afetados pelo mal de Alzheimer.

Nesse momento, estamos prontos para iniciar os ensaios clínicos, a fim de testar o efeito desse tipo de estratégia alimentar em seres humanos.

Prevenção do mal de Alzheimer no ser humano por meio da alimentação

A dieta da longevidade, que tem como objetivo promover uma vida mais longa e, ao mesmo tempo, mais saudável, é recomendada a qualquer pessoa, pois não faz sentido submeter-se a uma dieta altamente eficaz na prevenção do Alzheimer se ela promover o surgimento de câncer ou o déficit no sistema imunológico. De todo modo, como atualmente já não é tão caro mandar analisar o próprio DNA e, assim, obter uma resposta sobre o tipo de doença que poderia estar relacionada ao nosso patrimônio genético, temos de identificar dietas mais voltadas para a prevenção de patologias específicas. Por exemplo, a proteína ApoE, responsável pelo transporte do colesterol e de outras moléculas semelhantes a ele no corpo, apresenta-se de três formas: ApoE2, ApoE3 e ApoE4. As pessoas – em especial as mulheres – que dispõem de dois pares (alelos) do gene ApoE4 podem correr um risco até quinze vezes maior de desenvolver Alzheimer. Com efeito, enquanto a possibilidade de adoecer de Alzheimer é superior a 40% após os 85 anos na população em geral, para quem tem dois pares do gene ApoE4, essa possibilidade salta para 91%, e metade desses indivíduos contrai a doença já aos 68 anos.[1] Seria aconselhável, portanto, que as pessoas cujos pais ou avós sofrem ou sofriam de Alzheimer se submetessem a um teste genético para descobrir se correm o risco de contrair a doença. Nesse caso, poderiam adotar as recomendações alimentares que apresentarei a seguir, além da dieta da longevidade e das dietas que imitam o jejum.

A dieta da longevidade com uma quantidade extra de azeite de oliva

Entre as dietas que mostraram um efeito de proteção contra o declínio cognitivo encontra-se a dieta mediterrânea, combinada com uma quantidade extra de azeite de oliva, cujas prerrogativas protetoras em relação às doenças cardiovasculares vimos no capítulo anterior.[2]

De 2003 a 2009, um estudo monitorou 447 voluntários em Barcelona, com idade média de 66,9 anos, saudáveis do ponto de vista cognitivo, mas com alto risco para doenças cardiovasculares. A uma parte deles atribuiu-se uma dieta mediterrânea, acrescida de azeite de oliva extravirgem (um litro por semana) ou 30 gramas de oleaginosas, enquanto a outra parte seguia uma dieta de controle, na qual se aconselhava apenas a redução dos alimentos gordurosos.

O primeiro grupo obteve resultados melhores do que o segundo nos testes cognitivos: portanto, nas pessoas com mais de 60 anos, mas muito provavelmente também nas mais jovens, uma dieta mediterrânea, acrescida de azeite de oliva ou oleaginosas, está associada a uma melhora das funções cognitivas. Como a dieta mediterrânea é difícil de definir, contém elementos não relacionados à longevidade saudável e talvez seja fraca e genérica demais para causar fortes efeitos no sistema nervoso, em seu lugar, para otimizar a saúde do cérebro e retardar ou prevenir o mal de Alzheimer, recomendo a dieta da longevidade, acrescida de azeite de oliva e oleaginosas. Há muitas semelhanças entre a dieta da longevidade, descrita no Capítulo 4, e um tipo particular de dieta mediterrânea, mas, como já expliquei no capítulo anterior, se a examinarmos do ponto de vista dos cinco pilares, a segunda mostra ter uma base muito mais reduzida.

O café

Por muito tempo, o papel do café para a saúde e a longevidade foi controverso. Embora os primeiros estudos o incluíssem entre os fatores de risco de uma série de doenças ligadas ao envelhecimento, entre as quais o câncer e as patologias cardíacas, pesquisas posteriores e mais acuradas indicaram que um consumo moderado de café poderia, ao contrário, proteger o organismo contra diversas doenças, como o mal de Parkinson, o diabetes tipo II e as patologias hepáticas. Não surpreende que alguns estudos indiquem que o café desempenha uma função de proteção também em relação ao Alzheimer. Junxiu Liu e seus colegas examinaram as pesquisas publicadas entre 1966 e 2014 sobre a relação entre o consumo de café e as demências. Trata-se de onze estudos realizados com mais de 29 mil participantes. Tomados em seu conjunto, os grupos que consumiam ou não café não apresentaram diferenças em relação ao risco de ter alguma forma de demência (Alzheimer etc.). Já o grupo com um consumo mais elevado de café apresentou uma redução de cerca de 30% no risco de desenvolver o Alzheimer. Portanto, é possível afirmar que tomar de três a quatro xícaras de café por dia protege contra o Alzheimer, como já demonstrado no caso do Parkinson.[3]

O uso dietético do óleo de coco

O óleo de coco contém altas quantidades de gordura saturada, mas, à diferença de outras gorduras alimentares saturadas, compostas sobretudo de ácidos graxos de cadeia longa (de 13 a 21 moléculas de carbono), contém um alto teor de ácidos graxos de cadeia média (os chamados MCFA, *Medium Chain Fatty Acids*, ou gorduras com 6/12 moléculas de carbono). Os MCFA se convertem facilmente em corpos cetônicos, as mesmas moléculas produzidas em grande quantidade durante o jejum e que o cérebro começa a utilizar como importante fonte de energia em períodos de jejum prolongado e quando a glicose começa a faltar. Fernando e seus colegas analisaram os estudos focados no potencial papel desempenhado pelo coco em relação ao Alzheimer. Em uma pesquisa com pacientes afetados por essa doença, o consumo de 40 ml de óleo de coco extravirgem associava-se a uma melhora das funções cognitivas, em conformidade com outros estudos, segundo os quais o óleo de coco e os ácidos graxos de cadeia média têm uma função protetora contra as demências. Em síntese, embora o papel de proteção do óleo de coco e dos ácidos graxos de cadeia média contra a demência deva ser confirmado por estudos clínicos de amplo espectro, os dados conhecidos até o momento indicam que ele poderia ser eficaz para melhorar as funções cognitivas nos doentes de Alzheimer.[4]

Gorduras ruins e mal de Alzheimer

Assim como as gorduras boas de cadeia média, contidas no óleo de coco, e as gorduras monoinsaturadas do azeite de oliva parecem desempenhar uma função de proteção contra o Alzheimer, o consumo de gorduras saturadas e de outro tipo pode aumentar o risco de desenvolvimento da demência. Inúmeras pesquisas indicam que o consumo de altas quantidades de ácidos graxos saturados ou trans aumenta o risco de demência: por exemplo, no Chicago Health and Aging Project (CHAP), o consumo de gorduras saturadas e trans era associado a um risco maior de Alzheimer.[5] Esses dados também confirmam a necessidade de adotar a dieta da longevidade, na qual as gorduras saturadas e trans que se encontram em grande quantidade nos alimentos de derivação animal (carne vermelha, manteiga, queijo, leite integral, embutidos) praticamente não estão presentes. As gorduras saturadas e trans se encontram em quantidades mínimas ou estão ausentes na maior parte dos alimentos de derivação vegetal, como as verduras, os legumes, as oleaginosas e muitos tipos de peixe.[6]

Nutrição adequada

Muitas vitaminas e outros nutrientes são propostos como neuroprotetores e, portanto, capazes de proteger os neurônios de danos. Embora provavelmente se trate de uma simplificação, alguns estudos evidenciaram carências de ácidos graxos ômega-3, vitaminas do complexo B e vitaminas E, C e D nos indivíduos afetados por envelhecimento cerebral e demências. Até o momento, porém, a maior parte das pesquisas deu uma resposta negativa ou não se mostrou capaz de demonstrar uma clara associação entre a suplementação com altas doses dessas vitaminas e desses nutrientes e uma proteção contra as demências.

Entretanto, conforme explicado anteriormente, a dieta deveria conter um teor adequado de alimentos ricos em todas essas substâncias. De fato, ao analisar os estudos a esse respeito, nota-se que os pacientes afetados por Alzheimer têm níveis mais baixos de folato e vitaminas A, B12, C e E. Não surpreenderia se, no futuro, fosse descoberto que a carência de algumas substâncias contribui para a doença. Em outras palavras, a suplementação com grandes quantidades de vitaminas ou ácidos graxos poderia não ter efeitos de proteção, mas a falta de certas vitaminas ou de outros nutrientes essenciais poderia acelerar a degeneração cerebral e as demências. Os alimentos ricos em vitaminas poderiam reduzir o risco do mal de Alzheimer. A suplementação com vitamina B, por exemplo, revelou-se ineficaz, exceto nos países em que os alimentos não são enriquecidos com uma das vitaminas B (folato).[7]

Peso e circunferência abdominal adequados para a idade

Como demonstrou meu laboratório no caso da ingestão reduzida de proteínas, que protege as pessoas até os 65 anos, mas não os indivíduos mais velhos, a correlação entre o índice de massa corporal (IMC) e as faculdades cognitivas é complexa. Nos adultos jovens e de meia-idade, um peso maior está associado a faculdades cognitivas reduzidas ou maior risco de demência ao se alcançar uma idade avançada; nos idosos, ao contrário, está associado a melhores faculdades cognitivas e menor mortalidade. Portanto, como repeti em várias ocasiões, se até os 65 anos é importante manter o peso corporal adequado e uma circunferência abdominal ideal, depois dessa idade o fundamental é manter um peso suficiente, que também poderia atingir o limite superior do IMC e da circunferência abdominal. Por exemplo, para os homens, um IMC entre 22 e 23 é ideal até os 65-75 anos, mas nos anos seguintes seria preferível manter um índice entre 23 e 24, para evitar perda de massa muscular e outros déficits que poderiam ser prejudiciais à saúde.

Esse resultado pode ser obtido com o aumento da ingestão de alimentos e de quantidades de alimento que, antes dos 65 anos, não são necessariamente saudáveis, como ovos, queijo de ovelha e cabra, leite e iogurte de cabra, quantidades e variedades maiores de peixes, crustáceos e moluscos, frutas etc. Embora todos esses alimentos devam ser consumidos em quantidade moderada, mesmo em idade avançada, acrescentá-los à alimentação poderia contribuir para prevenir contra a perda de peso e de músculos, sobretudo se eles ajudarem a pessoa a manter um consumo adequado de proteínas (0,9 grama por quilo de peso corporal), combinado com exercício muscular e treinamento (ver Capítulo 5).[8]

A alimentação no tratamento do Alzheimer

Algumas estratégias alimentares sugeridas para prevenir as demências, como a suplementação com óleo de coco e azeite de oliva e a dieta mediterrânea, poderiam mostrar-se eficazes no tratamento de quem sofre de Alzheimer ou, pelo menos, de pacientes afetados pelo chamado declínio cognitivo leve, que muitas vezes antecede a demência.

Infelizmente, à diferença do que escrevi a respeito do câncer, do diabetes e das doenças cardiovasculares, o papel das estratégias alimentares no tratamento do mal de Alzheimer e de outras formas de demência é pouco pesquisado e ainda provisório. No entanto, como o Alzheimer é uma patologia devastadora para os pacientes e seus familiares e muitos doentes não podem esperar por estudos clínicos complementares e mais amplos, ilustrarei aqui algumas das pesquisas já concluídas por nós e outras que estamos para concluir. Elas se mostraram eficazes em camundongos, e tenho certeza de que têm potencial para serem eficazes também no ser humano.

Repito que o objetivo dessas estratégias não é tratar o Alzheimer, mas apenas tentar retardar seu surgimento em cinco a dez anos ou até menos.

Como descrito a respeito dos camundongos, testamos ciclos semanais de administração de uma dieta pobre em proteínas, mas com o acréscimo de aminoácidos não essenciais, alternados com ciclos semanais de dieta normal e rica em proteínas. Com o acompanhamento de um neurologista especializado, os ciclos de dieta pobre em proteínas (0,2-0,3 grama por quilo de peso corporal) poderiam ser administrados aos pacientes de Alzheimer uma semana sim e outra não, alternados com uma dieta relativamente rica em proteínas (1 grama por quilo de peso corporal). O paciente adotaria uma dieta à base de carboidratos complexos (verduras etc.) e gorduras saudáveis (nozes, salmão, azeite de oliva etc.) sem carne, peixe, ovos, leite, queijo e com poucos legumes por uma semana, seguida por uma dieta da longevidade altamente nutritiva na semana seguinte. A dieta deveria compreender uma dose diária de óleo de coco (40 ml por dia) e, na semana de alimentação normal, salmão e outro peixe rico em ômega-3 pelo menos três vezes por semana, evitando os peixes que possam conter muito mercúrio (peixe-espada, atum etc.).

Esses ciclos, nos quais se alternam semanas pobres e semanas ricas em proteínas, continuariam por pelo menos seis meses para entendermos se: 1) o desempenha cognitivo melhorou; 2) o paciente mantém o peso e a massa muscular normais e não desenvolve outros sintomas.

Apenas um neurologista especializado no mal de Alzheimer pode decidir se inicia ou não esse experimento. É preciso explicar ao paciente e à sua família que se trata de uma estratégia ainda não submetida a ensaio clínico, que poderia comportar riscos e que deve ser testada em amostras quantitativamente significativas de pacientes, antes de ter sua segurança e eficácia estabelecidas.

Se os pacientes perderem mais de 10% de peso corporal ou de massa muscular, o prosseguimento da dieta deve ser adiado para permitir-lhes recuperar o peso adequado ou a massa muscular.

Outra opção não isenta de riscos é a adoção da dieta mensal que imita o jejum, experimentada em indivíduos entre 20 e 70 anos, mas ainda não testada em pessoas mais velhas nem em pacientes de Alzheimer (ver Capítulo 4). Embora esses resultados ainda não tenham sido publicados, observamos uma melhora do desempenho cognitivo nos indivíduos submetidos a três ciclos da dieta mensal que imita o jejum: um resultado em conformidade com os poderosos efeitos da mesma dieta, administrada em camundongos duas vezes por mês a partir da meia-idade, no que se refere à regeneração neuronal e à melhora do desempenho cognitivo depois que os camundongos envelhecem.[9]

Repito que se trata de intervenções arriscadas ou potencialmente muito arriscadas em indivíduos idosos, sobretudo se forem frágeis, pesarem pouco ou tiverem perdido peso com a progressão da doença. Os pacientes também deveriam adotar uma dieta de base vegetal, muito rica em nutrientes, mas também relativamente rica em proteínas (0,9 grama por quilo de peso corporal) entre um ciclo e outro da dieta que imita o jejum.

Na ausência de outras opções praticáveis, essas estratégias deveriam ser levadas em consideração, porém sempre a partir das recomendações de um neurologista e com todas as devidas precauções.

Atividade física e leitura

Além das mudanças na dieta, demonstrou-se que uma função de proteção contra as demências ligadas ao envelhecimento também é desempenhada pela manutenção da mente e do corpo em atividade. Uma análise dos estudos sobre a atividade física e a demência, realizados em 800 pacientes e 18 ensaios clínicos, chegou à conclusão de que a atividade física, sobretudo os exercícios aeróbicos (corrida, natação etc.), melhora as funções cognitivas em pacientes que sofrem de demência (ver as indicações do Capítulo 5).[10]

Manter-se em atividade é importante para prevenir, mas também para retardar a progressão das demências. Naturalmente, para indivíduos frágeis ou muito idosos, a corrida e a natação poderiam ser substituídas pelo uso da bicicleta ergométrica (na qual a resistência dos pedais seria aumentada) ou por atividades semelhantes, praticáveis sem provocar danos físicos ao paciente.

Outra importante atividade que se mostrou eficaz para combater o Alzheimer e outras demências é o treino cerebral. Leitura, quebra-cabeças e jogos eletrônicos são exercícios que melhoram as funções cognitivas e ajudam a prevenir ou retardar o surgimento das demências.[11]

Resumo: prevenção e tratamento das doenças neurodegenerativas

Apresentaremos a seguir as diretrizes destinadas a pessoas com alto risco de desenvolver demências (hereditariedade, deterioração cognitiva precoce).

Prevenção

1) Adote a dieta da longevidade, descrita no Capítulo 4, e as dietas que imitam o jejum, descritas no Capítulo 6.
2) Adote uma dieta rica em azeite de oliva (50-100 ml por dia) e em oleaginosas (30 gramas por dia).
3) Beba café (para indivíduos com risco relativamente baixo, de uma a duas xícaras por dia; para indivíduos com alto risco, até três ou quatro xícaras por dia, mas com prévia consulta ao médico).
4) Consuma 40 ml de óleo de coco por dia.
5) Evite gorduras saturadas e trans.
6) Evite todos os alimentos de origem animal, exceto peixe com baixo teor de mercúrio e leite/queijo de ovelha e de cabra.
7) Adote uma alimentação rica em nutrientes: ômega-3, vitaminas do grupo B, vitaminas E, C e D.
8) Consuma cotidianamente um suplemento vitamínico.

Tratamento

O tratamento proposto deve ser aprovado pelo neurologista especializado. Converse com seu médico sobre as estratégias expostas anteriormente, que compreendem:

1) Seguir todas as indicações alimentares listadas acima para a prevenção da demência.
2) Praticar ciclos de restrição proteica e restrição da ingestão dos aminoácidos essenciais, com consumo normal de calorias e dieta que imita o jejum.

Insisto que as dietas com restrição calórica ou de outros nutrientes são potencialmente perigosas para as pessoas idosas; por isso, o neurologista deve trabalhar em contato direto com um nutrólogo especializado, a fim de otimizar os efeitos positivos para o cérebro, minimizando os colaterais.

11
ALIMENTAÇÃO E DIETA QUE IMITA O JEJUM NA PREVENÇÃO E NO TRATAMENTO DAS DOENÇAS INFLAMATÓRIAS E AUTOIMUNES*

Agradeço ao dr. Markus Bock, neurologista e especialista no uso de dietas cetogênicas e que imitam o jejum no Centro de Medicina Complementar do Hospital Universitário Charité, de Berlim, e ao professor Andreas Michalsen, chefe do Departamento de Medicina Complementar e do Departamento de Medicina Integrativa no Hospital Universitário Charité, de Berlim, pela leitura e pelos conselhos relativos a este capítulo.

Entre as mudanças que costumam estar associadas ao envelhecimento, mas que podem aparecer em qualquer idade, está o dano ou mau funcionamento das células do sistema imunológico. Um exemplo é

---

* O conteúdo deste capítulo não deve ser utilizado para efetuar autodiagnósticos nem como terapia para doenças, mas pode ser apresentado a um médico especialista caso se tenha em vista o tratamento de uma patologia.

quando os glóbulos brancos – entre os quais os linfócitos T, os macrófagos e os neutrófilos – produzem fatores como o TNF-alfa e o IL-6, que normalmente desempenham um papel central na coordenação de diversas funções imunológicas: desde o ataque e a destruição de bactérias e vírus até o ataque e a eliminação de células danificadas, entre elas as tumorais.

Com o envelhecimento, mas também em associação a inúmeras doenças, a produção desses fatores pode se tornar irregular: as células imunológicas os liberam mesmo quando não são necessários, provocando estados inflamatórios. O resultado pode ser uma leve inflamação sistêmica (envolvendo todo o corpo), que pode contribuir para o surgimento de doenças autoimunes, como a esclerose múltipla ou o diabetes tipo I, em que as células imunológicas atacam parte do corpo, ou doenças não imunológicas, entre as quais o câncer e as patologias cardiovasculares.

Um dos modos para estabelecer se essa inflamação sistêmica está em curso é medir o nível da proteína C-reativa (PCR) no sangue. Com efeito, a PCR é produzida pelo fígado em resposta à identificação de uma inflamação sistêmica. Com base na medição da PCR, cerca de um terço dos adultos nos Estados Unidos sofre de uma inflamação sistêmica.[1] Em outras palavras, um terço dos cidadãos norte-americanos, mas também uma ampla faixa de italianos e europeus, bem como de outras populações que consomem a chamada "dieta ocidental", sofre de uma disfunção sistêmica, devida, em parte, ao envelhecimento e, em parte, a comportamentos não saudáveis: obesidade, dieta ocidental, exposição a agentes infecciosos etc. A ilusão de muitos italianos é de que estão protegidos desses problemas porque consomem a "dieta mediterrânea". Infelizmente, como já ressaltei nos capítulos anteriores, também em sua forma mais protetora a dieta mediterrânea tem efeitos limitados sobre o envelhecimento e as doenças. Ainda mais preocupante é o fato de que, atualmente, a forma mais protetora da dieta mediterrânea é adotada por um porcentual muito baixo de italianos: talvez por menos de 10%.

Contudo, os distúrbios de tipo imunológico mais importantes são as doenças autoimunes, como o diabetes tipo I, a esclerose múltipla, a doença de Crohn, a polimialgia, a psoríase, o lúpus e a artrite reumatoide, para mencionar as mais comuns. Uma recente análise conduzida em nível internacional mostrou que cerca de 8-9% da população mundial foi diagnosticada com uma das 29 principais doenças autoimunes.[2] Outro dado alarmante é que sua incidência (o número de novos casos diagnosticados) cresce há trinta anos, mas nos últimos dez teve uma explosão, com 19% a mais a cada ano.[3] Isso significa que, em todo o mundo, as doenças autoimunes dobram a cada cinco anos. Sem dúvida, parte desse dado deriva da maior eficiência dos diagnósticos e da atenção com o estado e saúde das pessoas, mas é bem provável que um componente importante seja o fator ambiental.

Alimentação e doenças autoimunes

Não surpreende o fato de a obesidade ter sido relacionada a diversas doenças autoimunes, entre as quais a esclerose múltipla e a artrite reumatoide, e de poder ser associada à doença de Crohn e a outras patologias autoimunes do intestino.[4] Como as células adiposas também podem ser uma importante fonte de moléculas inflamatórias como as já descritas, entre elas o TNF-alfa e o IL-6, o fator que une a obesidade às doenças autoimunes poderia ser a gordura, abdominal ou não, acumulada no corpo: ela pode produzir continuamente moléculas que estimulam as respostas imunológicas, que, por sua vez, fazem com que as células imunológicas combatam suas próprias células.

Acredita-se que o elevado consumo de sal contribua para o surgimento das doenças autoimunes, pois pode promover a ativação das células T, principais responsáveis por diversos tipos de autoimunidade. São necessários mais estudos para confirmar e compreender o papel do sal nos distúrbios do sistema imunológico, mas como ele também está envolvido nas patologias cardiovasculares, às pessoas diagnosticadas com uma doença autoimune ou que apresentam um alto risco de sofrê-la é aconselhável evitar uma dieta rica em sal.

A alimentação também pode comprometer o sistema imunológico alterando a flora bacteriana intestinal, a chamada "microbiota". Atualmente, já se sabe que a dieta ocidental pode provocar efeitos graves no tipo de bactérias que ocupam o intestino, que, por sua vez, podem regular diversas células imunológicas.[5] A população bacteriana presente no intestino das pessoas que seguem uma alimentação ocidental baseada em produtos de origem animal, que promove a inflamação, pode transformar-se rapidamente em uma população menos "inflamatória" ao passar para uma dieta de base vegetal (dieta vegana) por um breve período.[6]

À mesa de nossos antepassados

Menos conhecido, um potencial fator de aumento das doenças autoimunes é o tipo de alimento que consumimos. Embora meu laboratório esteja apenas no início das pesquisas sobre esse tema, suspeitamos que alguns componentes da alimentação possam ativar respostas autoimunes. Por exemplo, nas crianças, o consumo de leite de vaca está associado a uma elevada resposta autoimune contra as células pancreáticas que produzem a insulina.[7]

De modo geral, os conhecimentos sobre esse tema são muito escassos. Alguns pesquisadores tentaram associar o grupo sanguíneo a uma dieta "ideal", mas as provas que corroboram o fato de que do grupo sanguíneo se pode extrair a indicação para uma dieta que otimize a duração da vida com boa saúde são muito limitadas, e são ainda em menor número as que estabelecem uma relação com as doenças autoimunes.

Um dia será possível partir do DNA (o genoma) de cada um de nós para identificar nosso alimento ideal e, ao contrário, os alimentos a serem evitados, pois poderiam provocar respostas autoimunes ou intolerâncias. Por enquanto, minha sugestão é que "nos sentemos à mesa de nossos antepassados". Deveríamos descobrir de onde provêm nossos pais, avós e bisavós e entender o que se costumava comer em seus lugares de origem. Portanto, seria necessário cruzar esses alimentos com o tipo de alimentação descrita no Capítulo 4 e deles extrair o próprio estilo alimentar, tendo a prudência, como lembrado ainda no Capítulo 4, de também ingerir todas as vitaminas, os minerais, os ácidos graxos essenciais (como os ômega-3) e proteínas suficientes, mas não em excesso, derivadas de vegetais (como os legumes) e do peixe.

Todos os meus avós são italianos: minha alimentação ideal é rica em tomates, vagens, grãos-de-bico e azeite de oliva. Embora alimentos como o tomate tenham chegado à Itália apenas cerca de quatrocentos anos atrás, seu consumo nacional é tão extenso que minimiza a possibilidade de esse alimento ativar alguma resposta imunológica (ou seja, de que esteja entre os chamados "alimentos imunogênicos"), ainda que esse efeito se apresente em um pequeno porcentual de pessoas.

Se meus avós tivessem nascido em Okinawa, minha alimentação deveria compreender batatas-doces e algas; se tivessem sido alemães, repolho e aspargos. Parece complicado, mas não é: basta pedir informações aos pais, aos avós ou a uma pessoa idosa que tenha vivido na mesma região de nossos antepassados e tentar elaborar uma lista, o mais completa possível, porque provavelmente cada alimento foi selecionado para compor um quadro nutricional completo. Embora uma pequena cidade como a dos meus pais, na Calábria, não tenha efetuado estudos científicos para determinar qual dieta seria boa ou ruim, todos se conheciam e, se alguém apresentasse alguma carência de vitamina B12 porque nunca comia carne nem peixe, muitos o saberiam, e o médico da cidade e o restante da população teriam aprendido como evitar a falta dessa vitamina. Do mesmo modo, se muitas das crianças que bebem leite de vaca manifestam problemas como as patologias autoimunes, a cidade provavelmente o notaria e as faria passar para um leite diferente, como o de cabra. Esse tipo de seleção dos alimentos pode ocorrer com mais facilidade nos vilarejos e cidades de pequenas dimensões, mas também em cidades maiores, nas quais a maioria das pessoas nasce, vive e morre sem se deslocar para outro lugar. Seria muito mais difícil nos Estados Unidos ou em metrópoles como Londres e Tóquio, nas quais as pessoas estão menos informadas sobre as doenças e os hábitos alimentares dos vizinhos e poderiam residir ali por poucos anos e depois mudar de bairro ou de cidade.

Eu gostaria de deixar claro que, nesse caso, estou apenas formulando hipóteses, pois não tenho provas concretas de que "comer à mesa de nossos antepassados" previna contra doenças e prolongue a vida. Também vale lembrar que não estou propondo que se coma sempre o que comiam nossos avós. Recentemente, uma pessoa me escreveu: "Mas, dr. Longo, meus avós eram da Emília-Romanha e comiam muita carne". O ideal seria escolher o que comiam os antepassados, mas que esteja incluído na dieta da longevidade, descrita no Capítulo 4. Com frequência, não temos a possibilidade de esperar por estudos científicos e clínicos conclusivos; por isso, temos de adotar estratégias baseadas em hipóteses que coincidam o máximo possível com todas as informações de que dispomos e que não sejam potencialmente danosas. Nesse caso, a hipótese é de que, em uma cidade de 2 mil habitantes e nas localidades vizinhas, junto aos médicos que trabalham nesses locais, consiga-se identificar os problemas ou as vantagens associadas à ingestão de certos alimentos, reunindo dados por décadas ou por séculos e aprendendo com pais e avós. Muitas informações se revelariam corretas e outras não, mas, teoricamente, o risco de adotar essa estratégia é zero, pois se trata de alimentos muito comuns e seguros na mesa de nossos antepassados; portanto, é improvável que sejam prejudiciais.

Alimentos a serem evitados

Como lembrado antes, as doenças autoimunes estão crescendo no mundo inteiro a uma velocidade sem precedentes. Provavelmente a Califórnia é a meca mundial do chamado "alimento saudável": nos mercados encontra-se desde a couve da Toscana até a cúrcuma, da quinoa às sementes de chia. Embora muitos desses alimentos possam fornecer alto teor de vitaminas ou proteínas, poderiam revelar-se muito mais prejudiciais do que úteis para muitos indivíduos, cujos antepassados nunca os ingeriram. Esse conceito é muito simples de compreender, se pensarmos nos bisnetos de bisavós japoneses ou calabreses – ambos provenientes de regiões em que a maioria das pessoas é geneticamente predisposta à intolerância à lactose – que começam a tomar leite quando adultos. Como seus bisavós, terão uma boa probabilidade de também ser intolerantes ao leite e de desenvolver problemas gastrointestinais associados ao seu consumo. Outro exemplo é a quinoa, originária dos Andes peruanos: pode revelar-se perfeita para os descendentes de populações que a usavam como um de seus principais ingredientes e funcionar com grande parte da população mundial, mas também poderia causar alergias, intolerâncias e até doenças autoimunes em um pequeno porcentual de pessoas, sobretudo as já expostas a outros fatores de ativação desse tipo de patologia. Em especial, notou-se que, nos camundongos, a quinoa eleva a resposta imunológica após a imunização; isso indicaria que pode provocar mudanças no sistema imunológico e, portanto, doenças autoimunes.[8] Isso não significa que a quinoa provoque automaticamente a autoimunidade, mas que tem potencial para fazê-lo. Certo é que provocou casos graves de reações alérgicas nos Estados Unidos e na França.[9] Portanto, se ao retrocedermos a trezentos anos atrás descobrirmos que nossos antepassados sempre viveram na Alemanha, seria melhor evitar alimentos como a quinoa e a cúrcuma, que historicamente não estão entre os ingredientes fundamentais da cozinha alemã.

Tratamento das doenças autoimunes e "rejuvenescimento a partir de dentro"

As indicações que dei até agora para a prevenção da autoimunidade também deveriam ser adotadas por pacientes submetidos a tratamentos para esse tipo de doença. A seguir, analisarei a adoção das dietas que imitam o jejum (ver Capítulo 6) no tratamento da esclerose múltipla e da artrite reumatoide, para as quais tanto minha equipe quanto a de outros pesquisadores realizaram estudos em camundongos e ensaios clínicos no ser humano.

Já testamos a dieta que imita o jejum em camundongos portadores de outras duas importantes doenças autoimunes e, em ambos os casos, ela funcionou de modo surpreendentemente positivo, indicando sua capacidade de reduzir a gravidade de muitas dessas patologias. De todo modo, deve-se levar em conta que esse tipo de intervenção ainda está em fase de experimentação clínica ou de pesquisa em laboratório, e enquanto os ensaios clínicos de amplo espectro não forem concluídos, não poderemos ter certeza de sua eficácia, assim como não podemos excluir a possibilidade de que comportem graves efeitos colaterais em um pequeno porcentual de pacientes.

Esclerose múltipla

A esclerose múltipla é uma doença autoimune, na qual as células imunológicas (células T) atacam e danificam a camada que isola as fibras nervosas do sistema nervoso central. O resultado são sintomas que compreendem fraqueza de um ou de ambos os membros, perda parcial ou total da visão de um olho e dor em várias partes do corpo. Em geral, ela se apresenta com recaídas (sintomas) que duram breves períodos e diminuem ou desaparecem, para depois retornarem a intervalos regulares. Em parte dos pacientes, a doença é progressiva, ou seja, os sintomas continuam a piorar. Nossas pesquisas sobre a dieta que imita o jejum e as doenças autoimunes iniciaram-se depois que descobrimos, junto a Chia Wei Cheng, aluna em meu laboratório, que o jejum provoca nos camundongos uma queda importante do número de glóbulos brancos, que depois voltam a níveis normais quando os camundongos retomam a alimentação regular.[10]

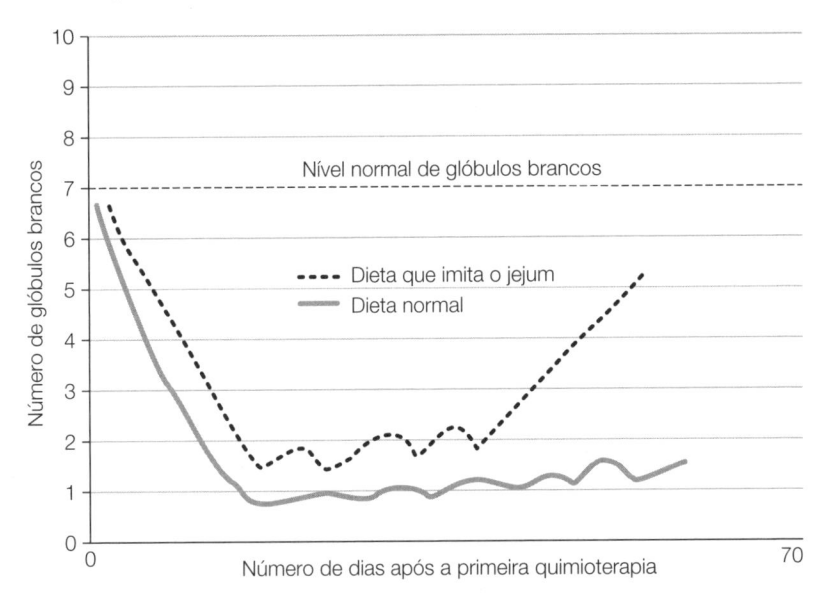

11.1 Ciclos de jejum regeneram as células do sistema imunológico após a quimioterapia.

Na mesma pesquisa, mostramos que, durante o jejum, os camundongos ativavam e aumentavam o tipo de células-tronco no sangue, que podem gerar células do sistema imunológico de todos os tipos, as chamadas células-tronco hematopoiéticas em longo prazo. As perguntas eram:

1) O jejum elimina preferencialmente as células disfuncionais, entre elas as autoimunes?

2) Quando os animais ou o ser humano voltam a se alimentar normalmente, as células-tronco geram apenas células imunológicas saudáveis ou as novas células também se tornarão autoimunes?

Após a publicação de nossa pesquisa, comecei a receber cartas de pacientes que tinham lido o artigo no qual eu defendia que ciclos de jejum alternados com a alimentação normal podem combater doenças autoimunes, mas dizia que ainda não os havia testado. Vários desses pacientes tinham feito jejum e me relatavam que quatro ou cinco dias de dieta que imita o jejum os estavam ajudando a reduzir e, em alguns casos, até a curar sua autoimunidade. Sem dúvida, trata-se apenas de casos individuais, mas muitas vezes são justamente essas observações iniciais que levam a formular tratamentos eficazes.

Completada a primeira série de testes em camundongos, os resultados obtidos por minha doutoranda Inyoung Choi eram impressionantes. Como o jejum é difícil tanto para os camundongos quanto para as pessoas, nós o substituímos por uma DMD, semelhante à descrita no Capítulo 6 para os ensaios clínicos com pessoas saudáveis, modificando-a para que no início ela causasse uma grande perda de glóbulos brancos. A ideia era substituir as células autoimunes por células saudáveis, mas antes era preciso eliminar as doentes. Funcionou. Os ciclos de DMD não apenas reduziam a gravidade da esclerose múltipla em todos os camundongos, mas também eliminavam todos os sintomas em uma parcela dos camundongos que já havia desenvolvido a doença. Os resultados indicavam que cada ciclo da DMD conseguia eliminar uma parte das células autoimunes e três ciclos podiam fazer regredir os sintomas da doença em todos os camundongos. Ao mesmo tempo, a DMD promovia a regeneração da mielina danificada na medula espinhal.

Os ciclos da dieta que imita o jejum fizeram a autoimunidade regredir, eliminando as células imunes ruins e gerando outras novas e saudáveis, mas também ativando as células progenitoras (células semelhantes às células-tronco), que podem regenerar os nervos danificados. Trata-se de outro exemplo do que chamo de "rejuvenescimento a partir de dentro" (ver minha TED Talk, intitulada Fasting: awakening the rejuvenation from within*) ou da extraordinária

---
*Jejum: despertando o rejuvenescimento a partir de dentro. (N. da T.)

capacidade de autorreparação do corpo humano. Nesse caso, a dieta que imita o jejum elimina muitas células, mas se mostra particularmente eficaz em eliminar as células imunológicas antigas e danificadas, que perderam a capacidade de distinguir entre organismos externos agressivos (bactérias, vírus etc.) e células do indivíduo (nesse caso, as células nervosas que formam a mielina) (Figura 11.2). E o corpo humano pode fazer ainda melhor: ele identifica o dano na medula espinhal, assim como poderia identificar uma ferida provocada por um corte na pele, e recorre às células-tronco e progenitoras para repará-lo. Pelo menos nos camundongos, os resultados são impressionantes: de fato, o duplo efeito da DMD sobre a autoimunidade e a regeneração consegue eliminar 20% dos sintomas em camundongos e poderia revelar-se eficaz na redução dos sintomas da esclerose múltipla no ser humano. Tem potencial para curar ou, pelo menos, atenuar os sintomas em pacientes que sofrem dessa doença? Vejamos os resultados realmente promissores, levantados em um estudo clínico realizado em seres humanos.

Esse estudo foi desenvolvido pela minha equipe, em colaboração com a dos neurologistas Markus Bock e Andreas Michalsen no Centro de Medicina Complementar do Hospital Universitário Charité, em Berlim,[11] para estabelecer a segurança e a potencial eficácia de uma dieta que imita o jejum com duração de uma semana em pacientes portadores de esclerose múltipla (formas recidivantes-remitentes).

11.2 A "regeneração a partir de dentro".

Vinte pacientes continuaram a seguir sua alimentação normal, enquanto outros vinte iniciaram um ciclo de sete dias da dieta que imita o jejum e, depois dela, seis meses de dieta mediterrânea. A DMD consistia em 800 calorias durante o dia pré-jejum (fruta, arroz ou batata), seguida por 200-350 calorias por dia (caldos ou sucos vegetais, adicionados a óleo de linhaça, três vezes ao dia). Os pacientes deveriam beber de dois a três litros de líquido não açucarado por dia (água e infusões). Ao final do ciclo de sete dias, pelos três dias seguintes foram reintroduzidos gradualmente os alimentos sólidos. Em seguida, os pacientes passaram para uma dieta mediterrânea de base vegetal por seis meses. Outros vinte pacientes portadores de esclerose múltipla foram submetidos a uma "dieta cetogênica", modificada para se tornar mais apetecível aos adultos (níveis altos de gorduras, baixos de carboidratos e normais de proteínas). Essa dieta foi seguida ininterruptamente por seis meses (o "jejum de açúcar", concebido pelo dr. Bock) e se mostrou eficaz para melhorar as condições dos pacientes, embora os efeitos sobre os sintomas tenham sido mais lentos em comparação com os induzidos pela dieta que imita o jejum, administrada aos pacientes por apenas uma semana.

Os pacientes submetidos ao ciclo da DMD relataram uma melhora significativa da qualidade de vida e do estado geral de saúde física e mental. Os efeitos colaterais não ligados à esclerose múltipla eram semelhantes em ambos os grupos e foram relatados por cerca de 20% dos pacientes que comiam normalmente e por aqueles que tinha praticado a DMD. O efeito colateral mais comum eram as infecções dos tratos respiratório e urinário, mas sem indicações de dano hepático ou de outro tipo. Noventa por cento dos pacientes que seguiram a DMD conseguiram completar o teste. Durante os seis meses da pesquisa, foram observadas quatro recidivas no grupo não submetido à experimentação e três no submetido à DMD.

De modo geral, esse estudo indica que a administração de uma dieta que imita o jejum é segura e potencialmente eficaz. No entanto, para confirmar esse resultado, são necessários outros estudos mais amplos. Como os camundongos receberam mais ciclos da dieta enquanto os pacientes receberam apenas um de sete dias, a eficácia do tratamento é suscetível de aumentar quando nos pacientes humanos forem testados os ciclos múltiplos, seguidos pela dieta da longevidade (ver Capítulo 4), e não pela dieta mediterrânea. Estamos nos preparando para colocar esse experimento em prática.

Doença de Crohn e colite

Entre os pacientes que entraram em contato comigo após a publicação do artigo sobre nosso estudo relativo ao jejum e ao sistema imunológico estava a jornalista Jenni Russell, do jornal londrino *The Times*, que mais tarde escreveria diversos artigos sobre o tema: escolhi um para publicar aqui. Embora eu ainda não pudesse falar à imprensa a respeito do trabalho que estávamos fazendo sobre a esclerose múltipla e outras doenças autoimunes, quando publicamos nosso estudo sobre o sistema imunológico já estávamos otimistas quanto à eficácia do jejum sobre a autoimunidade, e quando Russell escreveu seu texto sobre o jejum e outra doença autoimune, a doença de Crohn, já dispúnhamos de dados que indicavam sua eficácia contra a esclerose múltipla. A leitura de seu artigo e dos e-mails que recebi de inúmeros pacientes portadores de doenças autoimunes me transmitiram grande otimismo: nosso experimento daria certo.

O jejum me transformou depois que o remédio não deu resultado, Jenni Russell (extraído do jornal *The Times*, de 22 de abril de 2015).

Nos últimos dez meses, minha vida mudou por completo. Não escrevi um livro, não mudei de casa, não tive um filho, não aderi a uma religião nem troquei de trabalho. Não, de exausta que eu estava, portadora de uma doença crônica e incurável, mantida viva por cinco tipos de medicamentos, tornei-me a pessoa de agora, saudável e vendendo saúde. Essa transformação radical é mérito de uma terapia simples, gratuita e negligenciada pelo Serviço Sanitário Nacional: o jejum.

Tentei o caminho do jejum porque havia perdido toda esperança. Há cerca de vinte anos, contraí uma grave doença autoimune, que com frequência me obrigava a dormir 12 horas por dia e, às vezes, a permanecer na cama por meses. Cinco anos atrás, essa doença piorou após a quimioterapia administrada para tratar um câncer. Disseram-me que eu não poderia sobreviver sem os medicamentos imunossupressores. Quando tentei, fui parar no pronto-socorro e passei vários dias tomando soro [...]. Até que um dia deparei com um estudo da USC. Após vinte anos de pesquisas sobre os efeitos do jejum em camundongos, o ilustre biogerontologista Valter Longo havia descoberto que, quando submetidos a um jejum de três dias, seu sistema imunológico começava a se regenerar. O jejum obrigava a medula óssea a criar células-tronco, substituindo a resposta imunológica irregular por outra normal. Vários ciclos de jejum, realizados ao longo de seis meses, provocavam uma melhora contínua. De acordo com Longo, essa terapia poderia ser muito eficaz para quem sofresse de uma doença autoimune ou cujo sistema imunológico estivesse comprometido pelo envelhecimento. Ele especificava que nada poderia ser considerado comprovado enquanto os ensaios clínicos não fossem realizados no ser humano.

Eu não tinha nada a perder, exceto o bom humor e um pouco de peso. Comecei o primeiro jejum durante uma viagem de barco em um mar tempestuoso, e foi muito mais fácil fazê-lo, pois eu já estava mesmo sem apetite e não precisava fazer nada além de permanecer deitada em um beliche, lendo. De todo modo, foi maçante limitar-se a esperar com impaciência para beber água quente, fria ou com gás, chá preto, verde ou de hortelã. Tive muita fome, a ponto de sentir tontura, mas depois passou. Resisti por dois dias e meio e pensei que aquilo não serviria para nada. No quarto dia, quando acordei, senti-me bem como não acontecia havia anos.

A partir de então, jejuei outras três vezes; a última, há pouco tempo, por quatro dias. Não é brincadeira, eu não podia trabalhar nem preparar refeições para outra pessoa. É preciso ter liberdade para relaxar sempre que o corpo, indignado, gritar suas necessidades. Também é preciso arranjar ocasiões de distração para os momentos tristes, em que nos damos conta de que não há nenhuma refeição à vista: livros, filmes, a companhia do parceiro e dos amigos.

Só faço o jejum porque os resultados são realmente notáveis. Não tomo mais remédios e, pela primeira vez desde que adoeci, não preciso mais dosar minhas energias nem meu tempo. Não sei se isso vai durar, mas me tornei uma defensora do jejum. Como disse recentemente um médico, ele poderia ser a panaceia esquecida pela medicina ocidental.

Nos últimos anos, os pesquisadores descobriram que o diabetes pode ser tratado com uma dieta de oito semanas, nas quais se consomem 600 calorias por dia. Os estudos realizados antes pelo dr. Longo indicam que o jejum é tão eficaz contra o câncer quanto a quimioterapia. A associação das duas coisas, com jejum antes e depois do tratamento, aumenta sua eficácia em até 40%, reduzindo ao mínimo os efeitos colaterais. Quando submetidas ao jejum e à quimioterapia ao mesmo tempo, as células tumorais encontram-se em uma situação difícil, enquanto as saudáveis são protegidas, pois o jejum fecha as vias pelas quais entram as toxinas. Essa poderia ser uma descoberta fundamental, se pensarmos que um quinto das mortes por tumor é provocado pelos efeitos colaterais da quimioterapia.

Atualmente, após a publicação de nosso estudo sobre os extraordinários efeitos da dieta que imita o jejum sobre a autoimunidade devida à esclerose múltipla, dispomos dos dados dos estudos em camundongos afetados pela doença de Crohn, e, embora não seja possível apresentá-los porque ainda não foram publicados, posso afirmar que são muito promissores. Portanto, se você sofre dessa doença, de colite ou de outro distúrbio gastrointestinal de origem inflamatória, fale com seu médico sobre a possibilidade de adotar a dieta que imita o jejum como tratamento. Você poderá seguir a dieta publicada em nosso artigo,[12] mas, se o neurologista concordar, poderá fazê-la a cada dois meses até comprovar se houve uma melhora nos sintomas da doença ou ter certeza de que não funcionou.

Artrite reumatoide

Trata-se de uma doença inflamatória crônica e autoimune, que tem como resultado a destruição das articulações e afeta cerca de 1% das pessoas e 2% dos que têm mais de 60 anos. O jejum ou as dietas hipocalóricas, com duração de uma a três semanas, poderiam ser eficazes no tratamento dessa doença: a inflamação e a dor podem regredir em poucos dias desde o início do jejum,[13] mas reaparecem quando os pacientes voltam a se alimentar normalmente. Se o período de jejum for seguido por uma dieta vegetariana, alguns de seus efeitos terapêuticos se mantêm.[14] Essa terapia combinada teve efeitos benéficos que duraram por anos.[15] A eficácia dessa abordagem foi confirmada por quatro estudos, dois dos quais com o grupo de controle.[16] Para muitos pacientes que têm condições e estão determinados a se submeter ao jejum prolongado e a modificar sua alimentação de modo permanente, os ciclos de jejum poderiam não apenas tornar outras terapias mais eficazes, mas até mesmo substituí-las.[17]

A dieta periódica que imita o jejum, desenvolvida em meu laboratório, ainda não foi testada no tratamento da artrite reumatoide. Nossas pesquisas sobre a esclerose múltipla, a doença de Crohn e inúmeras outras doenças autoimunes, combinadas com os resultados clínicos que mostraram a eficácia da DMD na redução dos marcadores inflamatórios sistêmicos na maior parte dos pacientes com altos níveis de inflamação (PCR) no início do experimento, indicam que a estratégia ideal para combater a artrite reumatoide seria um ciclo de cinco a sete dias da DMD (ver Capítulo 6) por mês ou a cada três meses. Em vez da dieta mediterrânea, entre um ciclo e outro recomendo a dieta da longevidade, descrita no Capítulo 4, embora tenha sido provado que os ciclos mensais da dieta que imita o jejum podem reduzir a inflamação sistêmica, mesmo quando não se passa para a dieta mediterrânea ou para a da longevidade. Não recomendo, mas as pessoas portadoras de doenças autoimunes que não conseguem mudar sua alimentação de modo permanente podem falar com o médico especialista e pensar em submeter-se a uma DMD com duração de cinco a sete dias por mês ou a cada dois meses. Ela tem a vantagem de fornecer um nível relativamente alto de calorias, que permitem ao paciente submeter-se ao controle médico, mas sem ter de se internar no hospital (ver Capítulo 6). Como no ensaio clínico preliminar sobre a esclerose múltipla, a DMD com duração de uma semana mostrou-se eficaz na redução dos sintomas, e levando-se em conta os estudos anteriores sobre a artrite reumatoide, é possível que uma DMD com duração de sete a dez dias se mostre mais eficaz do que outra mais breve. Graças aos estudos que realizaremos no futuro, teremos condições de fazer progredir nosso conhecimento sobre a eficácia da DMD contra diversas doenças autoimunes, mas também sobre a duração e a frequência que se revelarão mais eficazes contra essas doenças. O lucro com a venda deste livro nos permitirá continuar esse tipo de pesquisa e ensaios clínicos; por isso, mais uma vez peço aos leitores que o divulguem para que um pequeno investimento possa ajudar quem precisa de tratamento e, ao mesmo tempo, mantenha o trabalho que estamos fazendo para ajudar a todos.

Resumo

Prevenção

1) Adote a dieta da longevidade ao máximo possível (ver Capítulo 4).
2) Mantenha um peso corporal saudável e reduza a gordura abdominal (ver os Capítulos 4 e 6).
3) Evite consumir muito sal.
4) Coma alimentos que constituam a base da alimentação de seus antepassados e evite os que eles não comiam.

Tratamento

1) Adote todos os comportamentos indicados para a prevenção.

2) Com a aprovação de seu médico, inicie uma dieta que imita o jejum de cinco dias por mês (ver Capítulo 6) ou a de sete dias, descrita anteriormente, a cada dois meses.

3) Entre uma dieta que imita o jejum e outra, adote a dieta da longevidade para a nutrição diária (ver Capítulo 4 e o Programa alimentar bissemanal no Apêndice).

12
COMO PERMANECER JOVEM

Adiei por muitos anos a redação deste livro apenas porque ainda não tinha certeza de que minhas recomendações otimizariam a longevidade saudável sem provocar efeitos colaterais. Antes, era necessário descobrir a ligação entre os nutrientes e os genes nos camundongos e no ser humano e completar uma longa série de publicações para entender como a dieta da longevidade pode proteger, reparar e rejuvenescer o corpo humano. Em seguida, era preciso adotá-la pessoalmente e aconselhá-la aos outros, testá-la em estudos clínicos ou epidemiológicos em centenas de pacientes saudáveis, mas também em pacientes que sofrem de câncer, diabetes, esclerose múltipla e assim por diante. Também era necessário confirmar os resultados estudando camundongos e populações caracterizadas por mutações genéticas específicas, como os Laron do Equador, ou que adotassem dietas particulares, como os ultracentenários calabreses ou os de Okinawa. Agradeço ao excepcional grupo de estudantes e pesquisadores dos laboratórios que dirijo em Los Angeles e Milão, que durante anos deram o máximo de si, permitindo-me testar uma série de hipóteses. Agradeço também aos colaboradores clínicos e aos cientistas de todo o mundo. Graças a eles, pudemos discutir doenças e problemas pertencentes a disciplinas que conhecíamos pouco. Nos quase trinta anos em que estudei a longevidade, minha motivação nunca foi publicar artigos em revistas científicas de prestígio, mas descobrir os genes e os mecanismos que permitem a todos permanecer jovens e viver com boa saúde até os 110 anos. Também sempre tive interesse em entender como usar esses conhecimentos para ajudar quem sofre de doenças graves, às quais muitas vezes não é dada nenhuma alternativa. Por isso, penso que seja necessário criar realidades clínicas que envolvam biólogos, dietistas e médicos, a fim de formular rapidamente terapias integrativas, baseadas em fundamentos sólidos e potencialmente eficazes, embora ainda em fase de desenvolvimento.

Há pouco tempo, estive com um jornalista italiano muito competente, que sofre de câncer em estágio terminal. Ele foi mandado para casa pelos oncologistas sem nenhum tratamento, com a justificativa de que "não havia nada a fazer". Eu disse a ele que sempre há o que fazer, mesmo que não funcione, mas ele já havia perdido tanto peso que nem quis tentar. Se eu estivesse no lugar dele, ia querer mais, ia querer que, no dia seguinte ao diagnóstico, um pesquisador de oncologia molecular, um nutricionista e o oncologista se reunissem para implementar terapias integrativas, mas também para identificar novos tratamentos ou estudos clínicos considerados promissores. Não sei o que teria acontecido ao piloto da Air France, à juíza de Los Angeles ou à jornalista do *The Times* se não tivessem ouvido falar em nossas descobertas, mas graças aos resultados dos estudos clínicos e aos e-mails recebidos de milhares de pacientes, estou certo de que a dieta que imita o jejum e as outras dietas descritas neste livro já ajudaram muitas pessoas doentes e saudáveis. Espero que nossos estudos e os de outros pesquisadores se transformem logo em tratamentos disponíveis para médicos e nutricionistas na Itália e no mundo, ajudando a concretizar uma medicina que reúna equipes de especialistas e implemente novos protocolos eficazes e de baixo custo.

Meu livro preferido é *Um, Nenhum e Cem Mil*, de Luigi Pirandello, Prêmio Nobel de Literatura. Sua ideia era simples e, ao mesmo tempo, extraordinária: se ninguém conhece você, de certo modo, você não existe, mas se 100 mil o conhecem, você é as 100 mil pessoas que vivem na cabeça de cada um. Penso em nosso trabalho da mesma maneira: se descobrirmos algo que ninguém poderá usar e que não ajudará ninguém, em certo sentido, não descobrimos nada; mas se descobrirmos algo que pode ajudar 100 mil pessoas a viver com saúde por mais tempo, nosso trabalho será aquela parte das 100 mil vidas que, do contrário, não existiria. Eu nunca poderia imaginar trinta anos de viagens mais recompensadoras do que as que fiz pelo mundo e que me reconduziram a Molochio, a pequena cidade dos meus pais, na Calábria, onde se encontra um dos mais elevados percentuais de centenários no mundo, e a Gênova, cidade onde nasci, que tem uma das mais altas prevalências mundiais de pessoas com mais de 65 anos. Além de contribuir para prolongar e melhorar a vida do maior número possível de pessoas, espero vender muitos exemplares deste livro, que, graças aos fundos destinados à pesquisa, permitirá a nós e a outros pesquisadores continuar estudos desse tipo.

Recapitulo aqui as conclusões mais importantes a que cheguei.

Dieta da longevidade

1) Dieta pescetariana: pratique uma alimentação que se aproxime o máximo possível de 100% de alimentos de origem vegetal (legumes, hortaliças, frutas etc.) e de peixe, tentando limitar o consumo de peixe a duas ou três refeições por semana e evitando aqueles com alto teor de mercúrio. Após os 65-70 anos, se você começar a perder massa, força muscular e peso, introduza mais peixe, mais frutas e alguns alimentos de origem animal, como leite, queijo ou iogurte de ovelha ou cabra (*feta*, pecorino etc.) e ovos.

2) Pouca quantidade de proteínas, mas o suficiente: consuma cerca de 0,7-0,8 grama de proteínas por quilo de peso por dia. Se você pesar 45 kg, trata-se de cerca de 37 gramas de proteínas por dia, 30 dos quais devem ser consumidos em uma única refeição para maximizar sua síntese por parte dos músculos. Combine essa refeição com exercícios físicos para estimular o crescimento dos músculos. Se você pesar de 90 a 100 kg e tiver 35% de gordura corporal, bastam 60 gramas de proteínas por dia. Como para a dieta em geral, a introdução das proteínas deve ser ligeiramente aumentada após os 65-70 anos nos indivíduos que tendem a perder peso e massa muscular.

3) Reduza ao mínimo as gorduras ruins e os açúcares e maximize as gorduras boas e os carboidratos complexos: a dieta deve ser rica em gorduras insaturadas boas, entre as quais as do azeite de oliva, do salmão, das amêndoas e das nozes, e muito pobre em gorduras saturadas, hidrogenadas e trans. Deve ser rica em carboidratos complexos, como os presentes no pão integral e nas verduras, e pobre em açúcares, mas também em fontes de carboidratos como macarrão, arroz, pão branco, sucos e frutas que contenham carboidratos em formas que sejam facilmente convertidas em açúcares simples. Por fim, a dieta deve conter poucas proteínas animais e uma quantidade relativamente grande de proteínas vegetais, a fim de minimizar os efeitos negativos e maximizar os efeitos nutritivos.

4) Certifique-se dos nutrientes que vai consumir: seu corpo precisa de proteínas, ácidos graxos essenciais (ômega-3, ômega-6), minerais, vitaminas e até certa quantidade do "demonizado" açúcar para combater muitas batalhas que ocorrem dentro e fora das células. Para obter tudo isso, tome a cada

três dias suplementos multivitamínicos e de minerais, bem como cápsulas de óleo de peixe para o ômega-3, produzidos por empresas confiáveis e com boas referências.

5) Coma o mesmo que seus antepassados: procure consumir uma grande variedade de alimentos, a fim de absorver todos os nutrientes. O ideal é obtê-los a partir de alimentos que costumavam estar presentes na mesa de seus pais, avós e bisavós, desde que apareçam ou sejam equivalentes aos que aparecem na dieta da longevidade (ver Capítulo 4) e nas receitas no Apêndice.

6) Faça duas refeições por dia mais um lanche: a menos que sua circunferência abdominal e seu peso corporal não sejam normais ou menores do que o normal, é melhor tomar o café da manhã e fazer mais uma refeição por dia, além de um lanche com poucas calorias e pouco açúcar, mas que seja nutritivo. Se o peso ou a massa muscular forem normais ou estiverem abaixo do normal e não estiverem aumentando, coma três vezes por dia e faça um lanche.

7) Reduza o período das refeições: limite o tempo das refeições para 12 horas ou menos por dia; por exemplo, inicie com o café da manhã após as 8 horas e termine com o jantar antes das 20 horas. Ainda mais eficaz em relação à redução do peso seria reduzir esse período para 10 horas ou menos, mas não é necessário para quem tem um peso normal. Essa redução é difícil de praticar e poderia aumentar o risco de efeitos colaterais, como o desenvolvimento de cálculos na vesícula biliar.

8) Dietas prolongadas e periódicas que imitam o jejum: pessoas com menos de 65-70 anos que não estejam frágeis nem desnutridas e não sofram de algumas doenças deveriam iniciar de dois a quatro ciclos de cinco dias por ano da dieta que imita o jejum com um teor relativamente alto de calorias

(DMD), à qual dediquei um capítulo inteiro (ver Capítulo 6). Essa dieta também pode ser seguida por pessoas mais velhas, mas apenas com a recomendação de um médico ou nutricionista especializado.

9) A dieta da longevidade descrita no Capítulo 4 não é uma "dieta do mês" para fazer perder peso, mas é baseada na alimentação cotidiana de populações específicas em todo o mundo. A maior parte das pessoas pode adotá-la substituindo um número limitado de alimentos por outros que sejam igualmente apetitosos, senão mais. Por exemplo: substituir o queijo pelas nozes, ou 150 gramas de macarrão (ou pão) por 50 gramas de macarrão e 300 gramas de grão-de-bico ou feijão.

10) Mantenha um peso e uma circunferência abdominal adequados: o ideal é de menos de 90 cm para os homens e de 75 cm para as mulheres.

Exercício físico para a longevidade

Pratique caminhada rápida durante uma hora por dia. Evite escadas rolantes e elevadores, mesmo que você tenha de subir muitos lances de escada. Nos finais de semana, tente percorrer distâncias mais longas que o habitual (evite áreas poluídas). Pratique um exercício moderado por 150-300 minutos por semana, com um pico de exercício intenso. Pratique exercícios com ou sem pesos para reforçar os músculos (combinando-os com 30 gramas de proteínas após o treino com pesos).

A longa vida da mente

Neste livro, escrevi pouco sobre a mente porque não sou especialista nessa área e, em minha opinião, os estudos a respeito de como a mente pode nos fazer viver por mais tempo e com mais saúde são poucos e inconclusivos. Embora existam muitos estudos sobre os aspectos sociais da longevidade, não seria fácil encontrar outros que reunissem pesquisas de base, clínicas, epidemiológicas e sobre os centenários para sustentar a importância de certo comportamento social para a longevidade e a saúde. Minha experiência nesse campo e a opinião de outros especialistas sugerem que estar perto da família e dos amigos, pertencer a comunidades religiosas ou semelhantes, desenvolver atividades de voluntariado para ajudar quem precisa e assim por diante são componentes importantes para viver por mais tempo e feliz. No entanto, também vi muitas pessoas solitárias, mas longevas e saudáveis, provavelmente porque apreciam os prazeres derivados das coisas simples e extraem a própria força de seu instinto e de sua capacidade de encontrar a felicidade nas pequenas coisas, como certos alimentos, ou em passear no parque e conversar com o caixa do supermercado. Recentemente, meu pai, que tem 90 anos, teve de retirar parte do estômago por causa da suspeita de um tumor. Separou-se de minha mãe e vive sozinho. Sofreu e, por muitas semanas após a cirurgia, perdeu peso. Depois, disse-me que começou a comer chocolate e outras coisas de que gostava quando era jovem e às quais havia renunciado, temendo que lhe fizessem mal. Também voltou a fazer exercício físico todos os dias de modo sistemático. Começou a ganhar peso e agora está mais sereno e positivo. Embora fique feliz quando vamos visitá-lo, sua vontade de viver está tão relacionada aos vínculos familiares e às amizades quanto aos pequenos prazeres, como a barra de chocolate, que por tanto tempo não pôde comer. Nesse sentido, ele me lembra Salvatore Caruso, que morava a poucas centenas de metros da casa do meu pai e o viu crescer, e que declarava ter chegado aos 110 anos porque não bebia, não fumava e mantinha-se longe das mulheres. No entanto, Salvatore tinha um filho e não via a hora de tomar outra tacinha de vinho... Mas o que queria, mais do que tudo, era se tornar o homem mais velho do mundo. Quando eu lhe disse que na Sicília havia um homem mais velho do que ele, Caruso respondeu: "Tenho de ganhar dele".

Salvatore, espero ganhar de você; nos vemos do lado de lá.

Daqui a um bom tempo, assim espero.

PROGRAMA ALIMENTAR BISSEMANAL

Escrito em colaboração com a nutricionista Noemi Renzetti e as dietistas Mahshid Shelehchi e Susan Kim

Esse programa alimentar se baseia na dieta da longevidade descrita no Capítulo 4. Os pratos e as receitas indicam os melhores ingredientes e combinações para a sua saúde e podem ser substituídos por ingredientes equivalentes, ou seja, caracterizados por uma composição nutricional semelhante. Por exemplo, o macarrão pode ser substituído por massa integral, cevada, trigo espelta, sêmola, polenta, nhoque ou arroz integral, desde que todos esses alimentos sejam ingeridos na quantidade indicada.

O programa foi desenvolvido para fornecer o máximo possível de vitaminas e minerais, sem interferir com outros componentes que promovem a longevidade. Sugiro que se inclua o máximo possível dos ingredientes listados nas Tabelas do Apêndice (*Fontes de vitaminas, minerais e outros micronutrientes*), nas quais estão contidos os alimentos que são fontes de vitaminas e minerais normalmente pouco presentes na chamada "dieta ocidental": vitaminas B12 e D, folato, vitaminas A, C e E, cálcio, ferro, magnésio, bem como óleo de peixe ou outras fontes de ômega-3. De todo modo, para prevenir eventuais carências, sugiro a ingestão, a cada três dias, de um suplemento de vitaminas e minerais em comprimidos e outro em cápsulas de ômega-3.

Vale lembrar que essa dieta é ideal para pessoas entre 20 e 65 anos; a partir dos 65, a ingestão de calorias e proteínas deve ser recalibrada para evitar diminuições indesejadas de peso e massa muscular.

A dieta se compõe de três refeições – café da manhã, almoço e jantar – mais um lanche, e fornece, em média, 1.700-1.800 calorias por dia, correspondentes às consumidas por uma mulher sedentária entre 31 e 50 anos, com altura, peso e índice de massa corporal normais (respectivamente, 1,63 m, 59 kg e IMC 22,2), ou de uma moderadamente ativa de 51 anos. Um homem com altura, peso e IMC normais (1,74 m, 74 kg e IMC 24,4) terá de aumentar em cerca de 20% todas as doses dos alimentos aqui indicadas. De modo geral, as porções devem ser moduladas com base na necessidade de manter ou atingir um peso normal (IMC e circunferência abdominal, ver Capítulo 4).

As pessoas que tendem a perder peso e a ficar abaixo dos parâmetros normais podem aumentar as doses de várias refeições, enquanto as que tendem a ganhar peso podem reduzi-las ou recalibrar os almoços e os jantares, reduzindo as porções.

A dieta fornece 55-60% das calorias a partir dos carboidratos. A maior parte deles está na formulação ideal dos carboidratos complexos, contidos nas verduras e nos cereais, mas também no macarrão e no pão. Teoricamente, estão ausentes da dieta componentes enriquecidos com açúcares, mas o açúcar está presente na fruta e em outros ingredientes. Vale lembrar que a adição de açúcar (como o usado para adoçar o chá, o café ou o naturalmente presente nos sucos de fruta, no mel ou nos xaropes) deveria ser limitada a 10 gramas no máximo (duas colheres de chá) por dia.

A dieta fornece cerca de 30/35% das calorias a partir de gorduras, a maior parte delas em forma de gorduras insaturadas "saudáveis", e 10/11% das calorias a partir de proteínas, a maior parte delas proveniente de fontes vegetais e de peixes.

O almoço e o jantar são formulados de modo que uma refeição tenha baixo teor de calorias e proteínas, e a outra tenha alto teor de calorias e forneça todos os nutrientes necessários, além de, pelo menos, 30 gramas de proteínas para otimizar o crescimento muscular (ver Capítulo 5). Embora as refeições com baixo teor de proteínas sejam classificadas como almoço, podem tornar-se jantar e vice-versa. Contudo, recomendo que se adote a refeição de baixo teor de proteínas ou sempre no almoço, ou sempre no jantar.

Todas as refeições devem ser consumidas no período de 12 horas no máximo. De preferência, consuma a última refeição pelo menos de 3 a 4 horas antes de se deitar.

Importante!

Lembre-se de que a quantidade de calorias que cada um de nós consome todos os dias deve ser decidida com base em dois parâmetros: a Taxa Metabólica Basal (TMB) e o Nível de Atividade Física (NAF). A ingestão estimada de proteínas foi calculada multiplicando-se o peso corporal (kg) por 0,8 (fontes: USDA, 2016; ISTAT, 2015; OMS, 2015).[1] Uma relação correta entre calorias ingeridas com alimentos e bebidas e calorias queimadas por meio de atividade física (Balanço Energético) é essencial para manter um peso corporal correto e saudável. Basta consumir 150 calorias por dia a mais do que o necessário por 12 meses para acumular mais de 5 kg de peso extra.

Lembre-se também de que o conteúdo energético e os valores nutricionais de todos os alimentos listados nessa dieta podem diferir dependendo das marcas e das tipologias.

As porções do seguinte plano dietético são calculadas para uma mulher de peso e altura médios e IMC 22,2.

Os homens com peso, altura e IMC normais podem aumentar as porções em até 20%.

No entanto, as porções devem depender da capacidade de alcançar e manter um peso e um IMC normais e da decisão de perder ou ganhar peso.

Recomento que se meça todos os dias o peso e a circunferência abdominal (ver Capítulo 4) até se alcançar e estabilizar o peso ideal.

PRIMEIRA SEMANA

Primeiro dia

Café da manhã

Café (expresso ou americano), que pode ser substituído por café de cevada (sem cafeína); 240 ml (1 copo) de *leite de amêndoa* sem adição de açúcar, enriquecido com cálcio e vitaminas B12, B2 e D; 60 g de pão tipo *focaccia*, feito com *farinha integral* e azeite de oliva extravirgem; 20 g (1 colher de sopa) de *geleia de mirtilo* sem açúcar.

O leite de amêndoa pode ser substituído por leite de avelã ou de coco (sempre enriquecido com cálcio e sem açúcar).

Almoço

Espinafre com *pinoli* e uva-passa

- 150 g de espinafre cozido
- 9 g (1 colher de sopa) de *pinoli*
- 9 g (1 colher de sopa) de uva-passa
- 30 g de biscoitos de espelta
- 12 ml (1 colher de sopa) de azeite de oliva
- Sal*

---

* As *US Dietary Guidelines* (Guia alimentar norte-americano) recomendam limitar o consumo de sódio a 2,3 mg/dia (o equivalente a 1 colher de chá ou 6 gramas de sal).

Cozinhe o espinafre e escorra-o. Coloque-o em uma frigideira com os *pinoli* e as uvas-passas e misture bem. Desligue o fogo, acrescente o azeite, cubra e deixe descansar por 2 a 3 minutos antes de servir.

Lanche

240 ml (1 copo) de leite de coco sem adição de açúcares; 1 barrinha de *cereais, oleaginosas e chocolate amargo* (mínimo de 70% de cacau, sem leite), com 150 calorias e baixo teor de açúcar (menos de 8 g).

Jantar

Macarrão com brócolis e feijão-preto

- 200 g de feijão-preto* cozido (peso drenado)
- 200 g de brócolis cozido*
- 40 g de massa integral ou normal
- 25 ml (2 colheres de sopa) de azeite de oliva
- 1 dente de alho, pimenta-vermelha, sal e pimenta-do-reino
- 5 g (1 colher de chá) de queijo parmesão

Ferva bastante água em uma panela. Coloque o sal, o alho, os brócolis, os feijões e o macarrão e deixe ferver pelo tempo necessário para o cozimento da massa. Escorra e sirva, temperando com azeite, pimenta-vermelha e queijo parmesão.

Sobremesa

25 g de *nozes*; 20 g de *groselha-vermelha desidratada* ou outra fruta seca, desde que sem adição de açúcares.

Primeiro dia: tome um comprimido de suplemento de vitaminas e minerais e outro de ômega-3.

---

* De modo geral, tente usar o máximo possível de ingredientes frescos e da estação, bem como legumes secos (que podem ser reidratados quando colocados de molho por uma noite).

Segundo dia

Café da manhã

Chá (sugestão: dois saquinhos, um de chá verde e outro de chá preto) com suco fresco de ½ ou 1 *limão*; 1 *torrada integral*; 20 g (1 colher de sopa) de *geleia de morango* sem adição de açúcares.

Almoço

Arroz integral com vagem, alho e tomate fresco

- 150 g de vagens
- 150 g de tomates frescos
- 2 dentes de alho
- 40 g de arroz integral
- 12 ml (1 colher de sopa) de azeite de oliva
- Manjericão, sal e pimenta-do-reino

Cozinhe o arroz seguindo as instruções da embalagem. À parte, coloque em uma panela as vagens e a água, até cobri-las completamente, os tomates, o sal e a pimenta-do-reino. Cozinhe e, quando estiverem prontos, tempere com azeite e manjericão, deixando descansar por 2 ou 3 minutos antes de servir.

Acompanhamento: 200 g de *folhas* (por exemplo, chicória), cozidas e temperadas com azeite e limão.

Lanche

240 ml (1 copo) de *leite de amêndoa* sem adição de açúcares; 1 barrinha de *cereais, oleaginosas e chocolate amargo* (mínimo de 70% de cacau, sem leite), com 150 calorias e baixo teor de açúcar (menos de 8 g).

Jantar

Filé de salmão com aspargos

- 150 g de filé de salmão (de preferência selvagem)
- 300 g de aspargos
- 12 ml (1 colher de sopa) de azeite de oliva
- Suco de limão a gosto
- 60 g de pão de trigo integral
- Sal e pimenta-do-reino

Cozinhe o salmão e os aspargos no vapor ou no forno, coloque-os em um prato e tempere com azeite, suco de limão, sal e pimenta-do-reino a gosto.

Acompanhamento: 200 g de salada mista de *tomate, cenoura, erva-doce* e *pimentão verde*, temperada com vinagre balsâmico.

Sobremesa

25 g de *avelãs* e 20 g de *groselha-vermelha desidratada*.

Terceiro dia

Café da manhã

Café ou *chá*; 50 g de pão de *trigo integral* torrado; 20 g (1 colher de sopa) de *geleia de frutas silvestres* sem adição de açúcares.

Almoço

Espelta e abobrinha com alho e salsinha

- 30 g de espelta
- 300 g de abobrinha
- 100 g de tomates-cereja
- 25 g de azeitonas
- 1 dente de alho
- 12 ml (1 colher de sopa) de azeite de oliva
- Salsinha, sal e pimenta-do-reino

Cozinhe a espelta em água salgada, seguindo as instruções da embalagem. Escorra-a e separe-a. Em uma panela com água, cozinhe em fogo baixo a abobrinha, o alho, os tomates-cereja e as azeitonas (não frite!). Quando a abobrinha estiver macia e a água tiver evaporado, acrescente a salsinha, tempere com sal e pimenta-do-reino, misture e junte a espelta e o azeite. Deixe descansar por 2 ou 3 minutos antes de servir.

Acompanhamento: 200 g de *folhas* (por exemplo, acelga), cozidas e temperadas com azeite e suco de limão.

Lanche

Farinata de grão-de-bico (sem glúten!); *verduras cruas* (por exemplo, cenoura e/ou salsão) ou vitamina com 150 g de *frutas silvestres* e 125 ml de *leite de amêndoa*.

A *farinata* de grão-de-bico é um prato típico da Ligúria, feito com farinha de grão-de-bico (240 g), água (240 ml), azeite (2 colheres de sopa, opcional) e sal (uma pitada, opcional). Misture a farinha, a água e o azeite em uma travessa até obter uma massa lisa. Verta-a em uma assadeira e coloque-a no forno pré-aquecido até as bordas começarem a escurecer (cerca de 15 minutos). Também é possível assá-la em uma panela em fogo médio. Quando estiver pronta, coloque sal e pimenta-do-reino a gosto.

Jantar

Minestrone de grão-de-bico e macarrão

- 40 g de macarrão
- 250 g de verduras para sopa
- 200 g de grão-de-bico cozido (peso drenado)
- 24 ml (2 colheres de sopa) de azeite de oliva
- 5 g (1 colher de chá) de queijo parmesão
- Sal e pimenta-do-reino

Ferva bastante água, acrescente o sal e, em seguida, as verduras e o grão-de-bico. Quando as verduras estiverem cozidas, junte o macarrão. Quando ele também estiver cozido, escorra, acrescente o azeite e tempere com sal e pimenta-do-reino. Sirva com queijo parmesão.

Acompanhamento: *salada verde com tomate, cenoura, erva-doce e pimentão verde*, temperada com azeite e suco de limão.

Sobremesa

100 g de *cerejas frescas* ou 20 g de *cerejas desidratadas* e 25 g de *amêndoas*.

Quarto dia

Café da manhã

Café ou chá; 80 g de *torradas* ou *biscotti del Lagaccio* (feitos com farinha de manitoba e pouco açúcar); 20 g (1 colher de sopa) de *geleia de damasco* sem adição de açúcares.

Almoço

Salada de cevada com azeitonas e nozes-pecã

- 30 g de cevada
- 150 g de tomates
- 10 g de milho
- 75 g de cogumelos crus
- 150 g de pimentões crus
- 150 g de picles (minialcachofra, pepino e cebola)
- 12 ml (1 colher de sopa) de azeite de oliva
- 9 g de nozes-pecã
- Sal, pimenta-do-reino e ervas a gosto

Cozinhe a cevada em bastante água salgada, seguindo as instruções da embalagem. Enquanto isso, junte em uma saladeira os tomates, os cogumelos, os pimentões cortados em pedaços, em seguida, os picles, as nozes-pecã, as azeitonas e o azeite, temperando com pimenta-do--reino e ervas a gosto. Quando a cevada estiver cozida, escorra, deixe esfriar um pouco e coloque na saladeira. Sirva morna ou coloque na geladeira para servi-la fria como prato de verão.

Lanche

240 ml (1 copo) de leite de coco sem adição de açúcares; 1 barrinha de *cereais, oleaginosas* e *chocolate amargo* (mínimo de 70% de cacau, sem leite), com 150 calorias e baixo teor de açúcar (menos de 8 g).

Jantar

Macarrão com lentilhas

- 150 g de lentilhas hidratadas (peso drenado)
- 40 g de macarrão
- 1 batata média
- 1 cenoura média
- 1 tomate médio
- 24 ml (2 colheres de sopa) de azeite de oliva
- 2 dentes de alho
- Alecrim (opcional)

Cozinhe as lentilhas em bastante água salgada junto com as verduras e, se quiser, o alecrim. Quando estiverem cozidas, acrescente o macarrão. Ao final do cozimento, misture e deixe secar no fogo até a sopa adquirir a consistência desejada. Acrescente o azeite.

Sobremesa

100 g de *abacaxi* ou 20 g de *mirtilos desidratados* e 25 g de nozes.

Quarto dia: tome um comprimido de suplemento de vitaminas e minerais e outro de ômega-3.

Quinto dia

Café da manhã

Café (expresso ou americano); 80 g de *muesli* com 240 ml (1 copo) de *leite de amêndoa* sem adição de açúcares e 5 g (1 colher de chá) de *mel*.

Almoço

Agrião com azeitonas, tomate e manjericão

- 150 g de agrião (ou escarola)
- 9 g (1 colher de sopa) de *pinoli*
- 150 g de tomates-cereja
- 20 g de azeitonas
- 12 ml (1 colher de sopa) de azeite de oliva
- 5 folhas de manjericão
- 20 g de pão integral

Cozinhe o agrião, escorra-o e deixe-o esfriar. Junte o azeite, os tomates-cereja, as azeitonas e o manjericão.

Acompanhamento: 150 g de *cenoura crua*, temperada com azeite, sal e suco de limão, ou cozida em uma panela com água e azeite, temperada com sal e pimenta-do-reino.

Lanche

240 ml (1 copo) de *leite de amêndoa* sem adição de açúcares; 1 barrinha de 150 calorias com baixo teor de açúcar (menos de 8 g) de *cereais, oleaginosas* e *chocolate amargo* (mínimo de 70% de cacau, sem leite).

Jantar

Polvo com batatas

- 80 g de polvo
- 1 batata média
- 150 g de tomates-cereja
- 20 g de azeitonas
- 25 ml (2 colheres de sopa) de azeite de oliva
- Salsinha, suco de limão e sal
- 40 g de pão integral torrado

Cozinhe o polvo e, separadamente, a batata em bastante água. Corte o polvo e a batata em fatias. Junte os tomates-cereja, as azeitonas e o azeite, tempere com limão, salsinha e sal.

Acompanhamento: 200 g de *salada verde com pepino, tomate* e *cenoura*, temperada com vinagre balsâmico.

Sobremesa

50 g de *groselha-vermelha* fresca ou 20 g desidratada e 25 g de *amêndoas*.

Sexto dia

Café da manhã

Café ou *chá*; 60 g de *pão de trigo integral*, tipo *focaccia*, com azeite de oliva; *fruta fresca* (1 maçã e morangos).

Almoço

Berinjela grelhada com queijo *feta* e tomate

- 250 g de berinjela
- 150 g de tomates-cereja
- 20 g de queijo *feta*
- 12 ml (1 colher de sopa) de azeite de oliva
- 20 g de biscoito *cracker* de centeio
- Manjericão, sal e pimenta-do-reino

Corte a berinjela em fatias e grelhe-a. Quando estiver pronta, acrescente à panela o azeite, os tomates-cereja e o queijo *feta*. Tempere com sal, pimenta-do-reino e manjericão. Desligue o fogo, cubra o recipiente e deixe descansar por 2 ou 3 minutos antes de servir.

Lanche

240 ml (1 copo) de *leite de amêndoa* sem adição de açúcares; 1 barrinha de *cereais, oleaginosas* e *chocolate amargo* (mínimo de 70% de cacau, sem leite), com 150 calorias e baixo teor de açúcar (menos de 8 g).

Jantar

Macarrão e *vaianeia* (receita de Molochio)

- 40 g de macarrão
- 200 g de feijão-branco hidratado (peso drenado)
- Verduras mistas: 150 g de vagem, 2 cenouras médias, 150 g de abobrinha, 1 batata média, 1 tomate grande
- 2 dentes de alho
- 5 folhas de manjericão
- 24 ml (2 colheres de sopa) de azeite de oliva
- Sal
- 5g (1 colher de chá) de queijo parmesão

Ferva bastante água em uma panela e acrescente o sal e o feijão-branco. Cozinhe o feijão até ele ficar macio e, em seguida, junte a cenoura cortada e a vagem. Deixe ferver por mais 30 minutos, acrescente a batata e cozinhe por 15 minutos; acrescente a abobrinha fatiada e cozinhe por mais 5 minutos. Por fim, junte o tomate inteiro e, quando ele estiver macio, esprema-o e tire a pele. Acrescente o alho, as folhas de manjericão e o macarrão. Quando estiver cozido, acrescente o azeite, tempere com sal e pimenta-do-reino e misture bem.

Acompanhamento: salada mista com *tomate, cenoura, milho* e *pepino*, temperada com azeite e limão.

Sobremesa

25 g de *avelãs* e 20 g de *mirtilos* desidratados.

Sétimo dia

Café da manhã

Café (expresso ou americano); 240 ml (1 copo) de *leite de amêndoa* sem adição de açúcares; 60 g de *cereais* com frutas e oleaginosas; *fruta fresca* (1 fruta média).

Almoço

Couve-de-bruxelas com alho, *pinoli* e queijo parmesão

- 250 g de couve-de-bruxelas
- 9 g (1 colher de chá) de *pinoli*
- 12 ml (1 colher de sopa) de azeite de oliva
- 2 dentes de alho
- Pimenta-vermelha (opcional)
- 5 g (1 colher de chá) de queijo parmesão
- Sal e pimenta-do-reino
- 20 g de pão de trigo integral

Cozinhe as couves-de-bruxelas em bastante água salgada, escorra-as e passe-as para uma frigideira com um pouco de água, alho, *pinoli* e pimenta-vermelha e misture no fogo por 2 ou 3 minutos. Desligue o fogo, deixe descansar, acrescente o azeite, tempere com sal e pimenta-do-reino e sirva com o queijo parmesão.

Acompanhamento: 200 g de salada mista com *pimentão*, *tomate*, *cenoura* e *cogumelo*, temperada com vinagre.

Lanche

125 g de *iogurte de cabra*; 1 barrinha de *cereais*, *oleaginosas* e *chocolate amargo* (mínimo de 70% de cacau, sem leite), com 150 calorias e baixo teor de açúcar (menos de 8 g).

Jantar

Espaguete ao vôngole e mexilhões

- 40 g de espaguete
- 80 g de vôngole e mexilhões (peso drenado)
- Tomate
- 2 dentes de alho
- 40 ml de vinho branco
- Salsinha
- 15 azeitonas
- 20 g de alcaparras
- 24 ml (2 colheres de sopa) de azeite de oliva
- Sal e pimenta-do-reino a gosto

Em uma panela com água, cozinhe os moluscos com o alho, o tomate cortado em cubos, a salsinha picada e o vinho. Ao mesmo tempo, cozinhe o espaguete em água salgada. Quando estiver pronto, escorra e transfira para a panela com o vôngole e os mexilhões. Desligue o fogo, acrescente o azeite, as azeitonas, as alcaparras, misture e tempere com sal e pimenta-do-reino. Sirva decorando com mais um pouco de salsinha.

Acompanhamento: 150 g de *folhas* cozidas e temperadas com azeite, sal e pimenta-do-reino.

Sobremesa

20 g de *damascos* e 25 g de *avelãs*.

Sétimo dia: tome um comprimido de suplemento de vitaminas e minerais e outro de ômega-3.

SEGUNDA SEMANA

Primeiro dia

Café da manhã

Café (expresso ou americano); 80 g de *muesli* com 240 ml (1 copo) de *leite de amêndoa* sem adição de açúcares e 5 g (1 colher de chá) de *mel*.

Almoço

Salada grega com queijo *feta*, **azeitonas, cebola e pimentão**

- 150 g de salada mista
- 20 g de queijo *feta*
- 200 g de pimentão verde e vermelho
- 150 g de tomates-cereja
- Cebola a gosto
- 20 g de azeitonas
- 12 ml (1 colher de sopa) de azeite de oliva
- Sal
- 20 g de pão integral

Lave e corte as verduras, acrescente o queijo *feta* em cubos e as azeitonas. Tempere com azeite, sal e pimenta-do-reino.

Lanche

240 g de *leite de avelã* (sem adição de açúcares); 1 barrinha de *cereais, oleaginosas* e *chocolate amargo* (mínimo de 70% de cacau, sem leite), com 150 calorias e baixo teor de açúcar (menos de 8 g).

Jantar

Salada de grão-de-bico e espinafre ao limão

- 200 g de grão-de-bico cozido (peso drenado)
- 200 g de espinafre cozido
- 24 ml (2 colheres de sopa) de azeite de oliva
- Cebola
- Suco de limão
- Sal e pimenta-do-reino
- 60 g de *farinata* de grão-de-bico (sem glúten!)

Tempere o grão-de-bico com cebola, azeite, sal e pimenta-do-reino. Cozinhe o espinafre em água salgada, escorra e tempere com azeite e suco de limão. Misture o grão-de-bico com o espinafre e sirva.

Sobremesa

25 g de *nozes-pecã* e 20 g de *damascos*.

Segundo dia

Café da manhã

Café ou *chá*; 240 ml (1 copo) de *leite de avelã* sem adição de açúcares; 60 g de *pão com nozes*; 20 g (1 colher de sopa) de geleia de *morango* sem adição de açúcares.

Almoço

Creme de abóbora (ou, como alternativa, de brócolis) com *croutons*

- 300 g de abóbora
- 12 ml (1 colher de sopa) de azeite de oliva
- Cebola a gosto
- Salsinha, pimenta-vermelha (opcional), sal e pimenta-do-reino
- 20 g de croutons
- 9 g (1 colher de chá) de semente de abóbora (opcional)

Descasque, limpe e corte a abóbora em pedaços. Cozinhe em bastante água salgada. Escorra, junte o azeite, a pimenta-vermelha, a cebola picada, a salsinha, o sal e a pimenta-do-reino. Misture bem e, assim que obtiver a consistência desejada, bata com o *mixer*. Sirva com os *croutons* e, se desejar, as sementes de abóbora.

Acompanhamento: salada mista de *pepino*, *cenoura* e *tomate* com 40 g de *pão integral*.

Lanche

Vitamina de 150 g de *frutas silvestres mistas* e uma *banana* média com 240 ml de *leite de amêndoa*; ou então 1 barrinha de *cereais*, *oleaginosas* e *chocolate amargo* (mínimo de 70% de cacau, sem leite), com 150 calorias e baixo teor de açúcar (menos de 8 g).

Jantar

Macarrão com atum, azeitonas, alcaparras e tomate

- 40 g de macarrão (por exemplo espaguete ou *trofie*)
- 80 g de atum
- 150 g de tomates
- 25 ml (2 colheres de sopa) de azeite de oliva
- 20 g de azeitonas
- 20 g de alcaparras
- Alho (opcional)
- Salsinha, sal e pimenta-do-reino

Ferva bastante água e cozinhe o macarrão. Enquanto isso, junte em uma panela o atum, as azeitonas, as alcaparras, os tomates e o alho. Cozinhe tudo e, quando estiver pronto, junte o macarrão bem escorrido. Acrescente o azeite e misture bem. Deixe descansar por alguns minutos, decore com salsinha fresca e sirva.

Acompanhamento: 150 g de *alcachofras* cozidas e temperadas com azeite e limão, acompanhadas por 40 g de *pão integral*.

Sobremesa

25 g de *amêndoas* e 100 g de *uva* ou 20 g de *uva-passa*.

Terceiro dia

Café da manhã

Café ou *chá*; 60 g de *torradas* ou *biscotti del Lagaccio* (feitos com farinha de manitoba e pouco açúcar); 20 g (1 colher de sopa) de geleia de ameixa sem adição de açúcar.

Almoço

Arroz com abobrinha e ervilha

- 40 g de arroz
- 250 g de abobrinha
- 100 g de ervilhas
- Cebola
- 12 ml (1 colher de sopa) de azeite de oliva
- 1 colher de sopa de queijo parmesão ou 1 colher de chá de *pesto*
- Salsinha, sal e pimenta-do-reino

Cozinhe o arroz em água salgada. Escorra e separe. Em outra panela, cozinhe em fogo baixo a abobrinha e as ervilhas com a cebola. Quando as verduras estiverem cozidas e a água tiver evaporado, acrescente a salsinha e tempere com sal e pimenta-do-reino. Misture, depois junte o arroz e o azeite e deixe descansar por 2 ou 3 minutos. Antes de servir, acrescente o queijo parmesão ou o pesto.

Acompanhamento: salada verde mista com *pepino*, *cenoura* e *tomate*.

Lanche

240 ml (1 copo) de *leite de coco* sem adição de açúcar; 1 barrinha de *cereais, oleaginosas* e *chocolate amargo* (mínimo de 70% de cacau, sem leite), com 150 calorias e baixo teor de açúcar (menos de 8 g).

Jantar

Salada de feijão-branco com cebola, alecrim e chicória

- 200 g de feijão-branco cozido (peso drenado)
- 180 g de chicória (ou outra folha verde)
- 25 ml (2 colheres de sopa) de azeite de oliva
- 40 g de tomates-cereja
- Pimenta-vermelha
- Cebola e alecrim
- 1 dente de alho
- Sal e pimenta-do-reino
- 50 g de pão integral tipo *focaccia* com azeite de oliva

Cozinhe a chicória em água salgada, escorra bem e passe-a para uma panela com o alho, os tomates-cereja, a pimenta-vermelha e mais um pouco de água. Cozinhe por 5 minutos, tempere com sal e acrescente o azeite de oliva. Em uma travessa, tempere os feijões com azeite, sal, pimenta-do-reino e alecrim. Esse prato pode ser consumido quente ou frio.

Sobremesa

25 g de *amêndoas* e 80 g de *cerejas* ou 20 g de *cerejas desidratadas*.

Quarto dia

Café da manhã

Café (expresso ou americano); 240 ml (1 copo) de *leite de amêndoa* sem adição de açúcares; 40 g de *pão com uvas-passas e nozes*; uma *banana* média.

Almoço

Salada de erva-doce com tomate, cenoura, cebola e azeitonas

- 40 g de pão tipo *focaccia*, de trigo integral, com azeite de oliva
- 150 g de erva-doce
- 150 g de tomates-cereja
- 1 cenoura média
- 20 g de azeitonas
- Cebola
- 12 ml (1 colher de sopa) de azeite de oliva
- Salsinha e sal

Lave as verduras e corte-as em fatias. Tempere com azeite, salsinha, sal e pimenta-do-reino. Sirva com o pão de trigo integral.

Acompanhamento: 200 g de *chicória cozida* e temperada com azeite e limão.

Lanche

100 g de *iogurte de cabra*; 1 barrinha de cereais, oleaginosas e chocolate amargo (mínimo de 70% de cacau, sem leite), com 150 calorias e baixo teor de açúcar (menos de 8 g).

Jantar

Arroz preto (*Venere*) com abobrinha e camarão

- 40 g de arroz preto *Venere*
- 250 g de abobrinha
- 80 g de camarão
- 150 g de tomates-cereja
- 25 ml (2 colheres de sopa) de azeite de oliva 5 g (1 colher de chá) de queijo parmesão ralado
- 4 g de açafrão
- Salsinha, sal e pimenta-do-reino

Ferva bastante água e cozinhe o arroz preto *Venere* seguindo as instruções da embalagem. Em outra panela, cozinhe em fogo baixo, em um pouco de água, a abobrinha e os camarões com os tomates-cereja. Quando a abobrinha estiver pronta e a água tiver secado, junte o arroz, o queijo parmesão, o açafrão e, por fim, o azeite. Misture bem, tempere com sal e pimenta-do-reino e polvilhe a salsinha picada.

Acompanhamento: 200 g de salada mista com tomate e cenoura, temperada com vinagre balsâmico.

Sobremesa

20 g de *mirtilos vermelhos desidratados* e 25 g de *nozes*.

Quarto dia: tome um comprimido de suplemento de vitaminas e minerais e outro de ômega-3.

Quinto dia

Café da manhã

Chá (sugestão: dois saquinhos, um de chá verde e outro de chá preto) com suco de 1 *limão* espremido; 40 g de *biscoito de arroz e trigo integral*; 1 *banana* média; 30 g de *chocolate amargo* (mínimo de 70% de cacau, sem leite).

Almoço

Salada mediterrânea de espelta com alcachofra e cogumelos

- 40 g de espelta
- 1 cenoura média
- 150 g de tomates-cereja
- 80 de minialcachofra em conserva de azeite
- 150 g de cogumelos 20 g de azeitonas
- 12 ml (1 colher de sopa) de azeite de oliva
- Um dente de alho
- Salsinha, sal e pimenta-do-reino
- Ervas a gosto

Cozinhe a espelta em água salgada, escorra e passe para uma travessa. Junte as alcachofras e as cenouras fatiadas, os tomates e as azeitonas. Tempere com azeite, sal, pimenta-do-reino e ervas a gosto. Em outra panela, cozinhe em fogo baixo os cogumelos em água e com o alho. Quando estiverem prontos, junte a salsinha e o azeite e tempere com sal. Você pode acrescentá-los à espelta ou consumi-los como acompanhamento.

Acompanhamento: *salada mista*, temperada com vinagre balsâmico.

Lanche

240 ml (1 copo) de *leite de amêndoa* sem adição de açúcares; 1 barrinha de *cereais*, *oleaginosas* e *chocolate amargo* (mínimo de 70% de cacau, sem leite), com 150 calorias e baixo teor de açúcar (menos de 8 g).

Jantar

Minestrone à moda genovesa

- 200 g de feijão-branco cozido (peso drenado)
- 40 g de macarrão
- Verduras: 1 batata, 1 berinjela, 1 abobrinha, couve, 1 punhado de ervilhas, 150 gramas de vagem
- 25 ml (2 colheres de sopa) de azeite de oliva
- 1 dente de alho
- 1 colher de chá de *pesto* genovês
- Sal e pimenta-do-reino

Ferva a água e cozinhe as vagens. Junte todas as verduras, cortadas em pedaços pequenos, e o alho. Tempere com sal e pimenta-do-reino. Cozinhe por cerca de 45 minutos. Em seguida, acrescente o macarrão e deixe-o atingir o ponto de cozimento. Pouco antes de tirar a panela do fogo, junte o *pesto* e o azeite, misture bem e sirva.

Acompanhamento: 150 g de *salada verde*, 20 g de *pão integral*.

Sobremesa

Fruta fresca (por exemplo, 150 g de uva).

Sexto dia

Café da manhã

Café ou *chá*; 240 ml (1 copo) de leite de avelã sem adição de açúcares; 60 g de *cereais com fruta e oleaginosas*.

Almoço

Creme de tomate e manjericão com *pesto* e *croutons*

- 500 g de tomate
- 1 cenoura média
- 1 salsão médio
- 1 batata média
- ½ cebola roxa
- 5 folhas de manjericão
- 1 colher de chá de *pesto*
- 12 g (1 colher de sopa) de azeite de oliva
- 20 g de *croutons*
- Sal e pimenta-do-reino

Cozinhe em fogo baixo, em água salgada, os tomates, o salsão, a cenoura, a batata e a cebola, todos picados. Quando a água tiver evaporado e as verduras estiverem bem macias, bata-as com o *mixer*. Junte o azeite e o manjericão e tempere com sal e pimenta-do-reino. Sirva com o *pesto* e os *croutons*.

Acompanhamento: *salada verde* mista com *cenoura* e *tomate* ou *folhas* cozidas (150 g) e 20 g de *pão integral*.

Lanche

240 ml (1 copo) de *leite de amêndoa* sem adição de açúcares; 1 barrinha de *cereais, oleaginosas* e *chocolate amargo* (mínimo de 70% de cacau, sem leite), com 150 calorias e baixo teor de açúcar (menos de 8 g).

Jantar

Creme de grão-de-bico

- 200 g de grão-de-bico amolecido (peso drenado)
- Alho
- Alecrim
- 24 ml (2 colheres de sopa) de azeite de oliva 150 g de brócolis
- Sal e pimenta-do-reino
- 60 g de *farinata* de grão-de-bico (sem glúten!)
- Suco de limão

Cozinhe o grão-de-bico em uma panela com água salgada, alho e alecrim. Quando estiverem cozidos, bata-os com o *mixer*. Acrescente o azeite e tempere com sal e pimenta-do-reino. Deixe descansar e esfriar um pouco. Enquanto isso, cozinhe o brócolis no vapor e, quando estiverem prontos, tempere-os com azeite, sal e suco de limão. Sirva com a *farinata* de grão-de-bico ou, se preferir, *focaccia* de trigo integral.

Sobremesa

20 g de *damascos secos* e 25 g de *amêndoas*.

Sétimo dia

Café da manhã

Café ou *chá*; 240 ml (1 copo) de *leite de amêndoa* sem adição de açúcares; 40 g de pão com *mirtilos*; 5 g (1 colher de chá) de mel.

Almoço

Salada de cevada com brócolis, queijo *feta* e tomate

- 40 g de cevada
- 150 g de brócolis
- 100 g de tomates-cereja
- 1 cenoura média
- Cebola a gosto
- 20 g de queijo *feta*
- 12 ml (1 colher de sopa) de azeite de oliva
- Salsinha, sal e pimenta-do-reino

Cozinhe a cevada em água salgada, seguindo as instruções da embalagem. Em outra panela, cozinhe os brócolis no vapor. Escorra a cevada e deixe-a esfriar. Corte as outras verduras em fatias e junte-as aos brócolis e à cevada. Por fim, junte o queijo, tempere com azeite, salsinha, sal e pimenta-do-reino e sirva como preferir, morno ou frio.

Acompanhamento: 150 g de *folhas* temperadas com azeite e suco de limão, 20 g de *pão integral*.

Lanche

240 ml (1 copo) de *leite de coco* sem adição de açúcar; 1 barrinha de *cereais*, *oleaginosas* e *chocolate amargo* (mínimo de 70% de cacau, sem leite), com 150 calorias e baixo teor de açúcar (menos de 8 g).

Jantar

Pizza com verduras, anchovas e sardinhas

- 100 g de massa para pizza
- 100 g de sardinhas e anchovas
- 80 g de tomates-cereja
- 50 g de minialcachofras em conserva de azeite ou vinagre
- 100 g de cogumelos
- 100 g de espinafre
- 100 g de pimentão
- 20 g de azeitonas pretas
- 24 g (2 colheres de sopa) de azeite de oliva
- Sal e pimenta-do-reino
- Ervas e especiarias a gosto

Preencha a base da pizza com todos os ingredientes. Tempere com azeite, sal e pimenta-do-reino e junte as ervas e as especiarias a gosto. Você pode variar usando diversas combinações de verduras e peixe de sua preferência, lembrando-se de que tanto as anchovas quanto as sardinhas são ricas em ácidos graxos ômega-3. Leve a pizza ao forno pré-aquecido a 230°/250° por cerca de 20 minutos. Sirva em seguida.

Sobremesa

25 g de *pistache* (sem sal), 20 g de *mirtilos vermelhos desidratados*.

Fontes de vitaminas, minerais e outros micronutrientes

Fontes de vitamina B12

Alimento	Porção	Microgramas de vitamina B12	% das necessidades diárias
Atum, atum-azul, cru ou cozido	75 g	8,2-9,3	137-155
Vôngole cozido	75 g	74,2	1237
Mexilhões cozidos	75 g	25	417
Ostras cozidas	75 g	18,2	303
Cavala-branca, Atlântico, cozida	75 g	14	233
Ovas de peixe cruas	75 g	9	150
Caranguejo-real, Alasca, cozido	75 g	8,6	143
Arenque cozido ou defumado	1 xícara	7,2	120
Sardinhas em óleo ou em molho de tomate	75 g	6,8	113
Caviar (preto ou vermelho)	75 g	6	100
Cereais matinais, enriquecidos com 100% das necessidades diárias de vitamina B12	1 porção	6	100
Truta cozida	75 g	5	83
Salmão-rosa, com espinha, em conserva	75 g	3,7	62
Peixe, atum, *light*, em óleo, drenado	1 xícara	3,21	54
Salmão-vermelho cozido	75 g	2,3	38

Alimento	Porção	Microgramas de vitamina B12	% das necessidades diárias
Salmão selvagem, Atlântico, cozido	75 g	2,3	38
Atum *light* ao natural	75 g	2,2	37
Hambúrguer de soja	75 g	1,8	30
Leite de amêndoa, de aveia ou de arroz, enriquecido	250 ml	1	17
Levedura Red Star T6635+ (suplemento)	2 g	1	17
Cereais matinais, enriquecidos com 25% das necessidades diárias de vitamina B12	1 porção	1	17
Ovo cozido, duro	1 grande	0,6	10

Fontes:

https://ndb.nal.usda.gov/
http://www.fda.gov/Food/GuidanceRegulation/GuidanceDocuments RegulatoryInformation/LabelingNutrition/ucm064928.htm http://www.ncbi.nlm.nih.gov/pmc/articles/PMC3174857/
http://www.ncbi.nlm.nih.gov/pubmed/24724766

Fontes de folatos

Alimento	Porção	Microgramas de folatos por porção	% das necessidades diárias
Espinafre cozido	½ xícara	131	33
Feijão-fradinho cozido	½ xícara	105	26
Arroz branco, grão médio, cozido	½ xícara	90	23
Aspargo cozido	4	89	22
Espaguete cozido	½ xícara	83	21
Couve-de-bruxelas congelada, cozida	½ xícara	78	20
Alface, alface-romana, cortada	1 xícara	64	16
Abacate cru, fatiado	½ xícara	59	15
Espinafre cru	1 xícara	58	15
Brócolis em pedaços, congelado, cozido	½ xícara	52	13
Mostarda indiana cortada, congelada, cozida	½ xícara	52	13
Ervilha congelada, cozida	½ xícara	47	12
Feijão em conserva	½ xícara	46	12
Pão branco	1 fatia	43	11
Amendoim torrado	28,35 g	41	10
Germe de trigo	2 colheres de sopa	40	10
Suco de tomate	¾ de xícara	36	9
Caranguejo, caranguejola	85,05 g	36	9

Alimento	Porção	Microgramas de folatos por porção	% das necessidades diárias
Suco de laranja	¾ de xícara	35	9
Nabo congelado, cozido	½ xícara	32	8
Laranja fresca	1 pequena	29	7
Papaia cru, em cubos	½ xícara	27	7
Banana	1 média	24	6
Levedura de panificação	¼ de colher de chá	23	6
Ovo cozido, duro	1 grande	22	6
Melão cru	1 fatia	14	4
Peixe, halibute, cozido	85,05 g	12	3

FONTES DE VITAMINAS, MINERAIS E OUTROS MICRONUTRIENTES

Fontes de cálcio

Alimento	Porção	mg de cálcio por porção	% das necessidades diárias
Cereais prontos para o uso, enriquecidos com cálcio	1 xícara	100-1.000	10-100
Bebida/leite de coco com açúcar, enriquecida com cálcio e vitaminas A, B12 e D2	1 xícara	451	45
Leite de amêndoa com cacau, sem açúcar, UHT, enriquecido com vitaminas D2 e E	1 xícara	451	45
Leite de amêndoa com açúcar, aromatizado, sabor baunilha, pronto	240 ml	451	45
Nozes, amêndoas com pele	1 xícara	385	39
Grão-de-bico em conserva, escorrido e lavado em água corrente	1 xícara	370	37
Leite de soja fortificado	1 xícara	340	34
Sardinhas em óleo, inteiras	85,05 g	325	33
Leite de soja, enriquecido com cálcio	225,8 g	299	30
Couve cozida, fervida, escorrida, sem sal	1 xícara	268	27
Suco de laranja, enriquecido com cálcio	170,1 g	261	26
Salmão-rosa, em conserva, com espinha	85,05 g	181	18
Sementes, sementes de chia, desidratadas	28,35 g	179	18
Salmão-vermelho, em conserva	85,05 g	168	17

Alimento	Porção	mg de cálcio por porção	% das necessidades diárias
Acelga cozida, fervida, escorrida, sem sal	1 xícara	164	16
Crustáceos, lagosta, lagosta-americana, cozimento em calor úmido	1 xícara	139	14
Avelã	1 xícara	131	13
Amendoim, Virgínia, cru	1 xícara	130	13
Pistache cru	1 xícara	129	13
Truta-arco-íris selvagem, cozida em calor seco	1 filé	123	12
Feijão-preto, grãos maduros, cozidos, fervidos, sem sal	1 xícara	102	10
Couve-crespa crua, fatiada	1 xícara	100	10
Brócolis fresco, fervido	½ xícara	99	10
Couve-crespa fresca, cozida	1 xícara	94	9
Abóbora assada, sem sal	1 xícara	90	9
Feijão-branco cozido	½ xícara	81	8
Couve-chinesa, Bok choy (acelga chinesa), crua, fatiada	1 xícara	74	7
Pão branco	1 fatia	73	7
Anchovas em óleo, drenadas, em filés	28,35 g	66	7
Salmão-vermelho do Alasca, filés com pele, defumados	1 filé	63	6
Batata-doce assada, com sal	1 xícara	62	6

FONTES DE VITAMINAS, MINERAIS E OUTROS MICRONUTRIENTES

Alimento	Porção	mg de cálcio por porção	% das necessidades diárias
Figo seco	¼ de xícara	61	6
Feijão-carioca cozido	½ xícara	39	4
Pão de trigo integral	1 fatia	30	3
Feijão-vermelho cozido	½ xícara	25	3
Brócolis cru	½ xícara	21	2

A necessidade diária de cálcio é de 1.000 mg para adultos e crianças a partir de 4 anos.

Fonte:
https://ods.od.nih.gov/factsheets/Calcium-HealthProfessional/

Fontes de ferro

Alimento	Porção	mg de ferro por porção	% das necessidades diárias
Alga, espirulina, desidratada	1 xícara	31,92	177
Cerais matinais, enriquecidos com 100% das necessidades diárias de ferro	1 porção	18	100
Cacau em pó, sem açúcar	1 xícara	12	67
Ostras atlânticas, cozidas em calor úmido	85,05 g	8	44
Feijão-branco em conserva	1 xícara	8	44
Chocolate amargo, 45%-69% de cacau	85,05 g	7	39
Moluscos, mexilhões, cozidos em calor úmido	85,05 g	5,71	32
Amêndoas com pele	1 xícara	5,31	30
Oleaginosas mistas, torradas, com amendoins, sem sal	1 xícara	4,89	27
Lentilhas cozidas e escorridas	½ xícara	3	17
Espinafre cozido e escorrido	½ xícara	3	17
Feijão-vermelho em conserva	½ xícara	2	11
Sardinhas, Atlântico, em óleo, escorridas, inteiras	85,05 g	2	11
Grão-de-bico cozido e escorrido	½ xícara	2	11
Tomate em conserva, cozido em fogo brando	½ xícara	2	11

FONTES DE VITAMINAS, MINERAIS E OUTROS MICRONUTRIENTES

Alimento	Porção	mg de ferro por porção	% das necessidades diárias
Batata assada, com casca	1 média	2	11
Castanha-de-caju torrada em óleo	28,35 g (18 unidades)	2	11
Ervilha cozida	½ xícara	1	6
Arroz branco, grão longo, enriquecido, parabolizado, escorrido	½ xícara	1	6
Pão de trigo integral	1 fatia	1	6
Pão branco	1 fatia	1	6
Uva-passa, variedade "sem sementes"	¼ de xícara	1	6
Espaguete integral, cozido	1 xícara	1	6
Atum, atum-azul, fresco, cozido em calor seco	85,05 g	1	6
Pistache torrado	28,35 g (49 unidades)	1	6
Brócolis cozido e escorrido	½ xícara	1	6
Ovo cozido, duro	1 grande	1	6
Arroz integral, grão médio ou longo, cozido	1 xícara	1	6

Fonte:
https://ods.od.nih.gov/factsheets/Iron-HealthProfessional/

Fontes de vitamina A

Alimento	Porção	Microgramas de RAE por porção	UI por porção	% das necessidades diárias
Batata-doce assada, com casca	1 inteira	1.403	28.058	561
Espinafre congelado, cozido	½ xícara	573	11.458	229
Cenoura crua	½ xícara	459	9.189	184
Melão amarelo, cru	½ xícara	135	2.706	54
Pimentão vermelho, doce, cru	½ xícara	117	2.332	47
Manga crua	1 fruta	112	2.240	45
Feijão-fradinho cozido	1 xícara	66	1.305	26
Damasco seco, com sulfitos	10 unidades	63	1.261	25
Brócolis cozido	½ xícara	60	1.208	24
Suco de tomate em conserva	¾ de xícara	42	821	16
Arenque, Atlântico, em conserva de vinagre	85,05 g	219	731	15
Cereais prontos, enriquecidos com 10% das necessidades diárias de vitamina A	¾ de xícara	127-149	500	10
Feijão em conserva	1 xícara	13	274	5

FONTES DE VITAMINAS, MINERAIS E OUTROS MICRONUTRIENTES

Alimento	Porção	Microgramas de RAE por porção	UI por porção	% das necessidades diárias
Ovo cozido, duro	1 grande	75	260	5
Abobrinha, todas as variedades, cozida	½ xícara	10	191	4
Salmão Sockeye (salmão-vermelho) cozido	85,05 g	59	176	4
Iogurte natural, *light*	1 xícara	32	116	2
Pistache torrado	28,35 g	4	73	1
Atum *light*, em óleo, drenado	85,05 g	20	65	1

Fontes de vitamina C

Alimento	Porção	mg de vitamina C por porção	% das necessidades diárias
Pimentão vermelho, doce, cru	½ xícara	95	158
Suco de laranja	¾ de xícara	93	155
Laranja	1 média	70	117
Suco de grapefruit	¾ de xícara	70	117
Kiwi	1 médio	64	107
Pimentão verde, doce, cru	½ xícara	60	100
Brócolis cozido	½ xícara	51	85
Morango fresco, fatiado	½ xícara	49	82
Couve-de-bruxelas cozida	½ xícara	48	80
Brócolis cru	½ xícara	39	65
Suco de tomate	¾ de xícara	33	55
Melão amarelo	½ xícara	29	48
Couve cozida	½ xícara	28	47
Couve-flor crua	½ xícara	26	43
Batata assada	1 média	17	28
Tomate cru	1 médio	17	28
Espinafre cozido	½ xícara	9	15
Ervilha congelada, cozida	½ xícara	8	13

Fontes de vitamina D

Alimento	Porção	UI por porção	% das necessidades diárias
Óleo de fígado de bacalhau	1 colher de sopa	1.360	340
Cogumelo Maitake cru	1 xícara	786	196,5
Peixe-espada cozido	85,05 g	566	141,5
Peixe, truta-arco-íris de cativeiro, cozida em calor seco	1 filé	539	134,75
Salmão Sockeye (salmão-vermelho) cozido	85,05 g	447	111,75
Peixe, arenque, Atlântico, cozido em calor seco	1 filé	306	76,5
Atum ao natural, drenado	85,05 g	154	38,5
Suco de laranja, enriquecido com vitamina D	1 xícara	137	34,25
Leite de soja enriquecido	1 xícara	114	28,5
Cogumelo Gallinacci cru	1 xícara	114	28,5
Leite de amêndoa com cacau, pronto para beber	240 ml	101	25,25
Leite de coco com açúcar, enriquecido com cálcio e vitaminas A, B12 e D2	1 xícara	101	25,25
Leite de arroz sem adição de açúcar	240 ml	101	25,25
Sardinhas em óleo, drenadas	2 unidades	46	11,5
Peixe, salmão, Atlântico, de cativeiro, cozido em calor seco	85,05 g	44	11

Alimento	Porção	UI por porção	% das necessidades diárias
Ovo (a vitamina D está presente na gema)	1 grande	41	10,25
Cogumelo Shitake cozido, sem sal	1 xícara	41	10,25
Cereais prontos, enriquecidos com 10% das necessidades diárias de vitamina D	¾ de xícara	40	10
Peixe, anchova europeia, em óleo, drenada, em filés	28,35 g	20	5
Cogumelo Champignon cozido, fervido, escorrido, sem sal	1 xícara	12	3

Fontes de vitamina E (alfa-tocoferol)

Alimento	Porção	mg de vitamina E por porção	% das necessidades diárias
Óleo de germe de trigo	1 colher de sopa	20,3	102
Semente de girassol torrada	28,35 g	7,4	37
Amêndoa torrada	28,35 g	6,8	34
Óleo de semente de girassol	1 colher de sopa	5,6	28
Óleo de cártamo	1 colher de sopa	4,6	23
Avelã torrada	28,35 g	4,3	22
Manteiga de amendoim	2 colheres de sopa	2,9	15
Amendoim torrado	28,35 g	2,2	11
Óleo de milho	1 colher de sopa	1,9	10
Espinafre cozido	½ xícara	1,9	10
Brócolis em pedaços, cozido	½ xícara	1,2	6
Óleo de soja	1 colher de sopa	1,1	6
Kiwi	1 médio	1,1	6
Manga em fatias	½ xícara	0,7	4
Tomate cru	1 médio	0,7	4
Espinafre cru	1 xícara	0,6	3

Fontes de ômega-3

Alimento	Porção	Ácido alfa-linolênico (g)	Ácido eicosapentaenoico/ Ácido docosa-hexaenoico (g)
Halibute cozido	75 g	0,04-0,06	0,35-0,88
Arenque cozido	75 g	0,05-0,11	1,6
Lagosta cozida	75 g	0,01	0,42
Cavala cozida	75 g	0,03-0,08	0,90-1,39
Cavala salgada	75 g	0,12	3,43
Mexilhões cozidos	75 g	0,03	0,59
Polvo cozido	75 g	0	0,13
Ostras, Atlântico, cozidas	75 g	0,04-0,05	0,33-0,41
Ostras, Pacífico, cozidas	75 g	0,05	1,04
Juliana cozida	75 g	0	0,4
Salmão, Atlântico, de cativeiro, cru ou cozido	75 g	0,08-0,11	1,48-1,61
Salmão, Atlântico, selvagem, cru ou cozido	75 g	0,22-0,28	1,08-1,38
Salmão-real, cru ou cozido	75 g	0,06-0,08	1,31-1,47
Salmão selvagem canadense, cru ou cozido	75 g	0,03-0,05	0,33-0,98
Salmão-rosa, cru, cozido ou em conserva	75 g	0,03-0,06	0,96-1,26
Salmão-vermelho, cru, cozido ou em conserva	75 g	0,05-0,07	0,87-1,06
Sardinha em conserva	75 g	0,17-0,37	0,74-1,05

FONTES DE VITAMINAS, MINERAIS E OUTROS MICRONUTRIENTES

Alimento	Porção	Ácido alfa-linolênico (g)	Ácido eicosapentaenoico/ Ácido docosa-hexaenoico (g)
Vieiras cozidas	75 g	0	0,27
Camarões cozidos	75 g	0,01	0,24
Solha ou linguado, cozido	75 g	0,01	0,37
Truta cozida	75 g	0,06-0,14	0,65-0,87
Atum *light*, ao natural, em conserva	75 g	0	0,21
Atum-branco, ao natural, em conserva	75 g	0,05	0,65
Corégono cozido	75 g	0,17	1,2
Feijão-branco/feijão-carioca, cozido	175 ml (¾ de xícara)	0,17-0,24	0
Feijão-fradinho, cozido	175 ml (¾ de xícara)	0,11	0
Feijão de soja, maduro, cozido	175 ml (¾ de xícara)	0,76	0
Amêndoa torrada em óleo, sem pele	60 ml (¼ de xícara)	0,15	0
Semente de chia	15 ml (1 colher de sopa)	1,9	0

Alimento	Porção	Ácido alfa-linolênico (g)	Ácido eicosapentaenoico/ Ácido docosa-hexaenoico (g)
Semente de linhaça moída	15 ml (1 colher de sopa)	2,46	0
Noz americana	60 ml (¼ de xícara)	0,32	0
Semente de abóbora sem pele	60 ml (¼ de xícara)	0,06	0
Noz-pecã	60 ml (¼ de xícara)	0,25-0,29	0
Feijão de soja torrado	60 ml (¼ de xícara)	0,42	0
Noz	60 ml (¼ de xícara)	2,3	0
Óleo de canola	5 ml (1 colher de chá)	0,42	0
Margarina com ômega-3 de óleo de peixe	5 ml (1 colher de chá)	0,28	0,03
Óleo de semente de linhaça	5 ml (1 colher de chá)	2,58	0
Margarina com ômega-3 de óleo de canola*	5 ml (1 colher de chá)	0,34	0
Óleo de soja	5 ml (1 colher de chá)	0,31	0
Óleo de noz	5 ml (1 colher de chá)	0,48	0
Suplemento de óleo de arenque	5 ml (1 colher de chá)	0,04	0,48

FONTES DE VITAMINAS, MINERAIS E OUTROS MICRONUTRIENTES

Alimento	Porção	Ácido alfa-linolênico (g)	Ácido eicosapentaenoico/ Ácido docosa-hexaenoico (g)
Suplemento de óleo de salmão	5 ml (1 colher de chá)	0,05	1,44
Suplemento de óleo de sardinha	5 ml (1 colher de chá)	0,06	0,96
Leite de amêndoa	250 ml (1 xícara)	0,1	0
Leite de aveia	250 ml (1 xícara)	0,3	0

* As quantidades dependem do produto.

Fonte:
http://www.whfoods.com/genpage.php?dbid=84&tname=nutrient

Fontes de magnésio

Alimento	Porção	mg de magnésio por porção	% das necessidades diárias
Amêndoa torrada	28,35 g	80	20
Espinafre cozido	½ xícara	78	20
Castanha-de-caju torrada	28,35 g	74	19
Amendoim torrado	¼ de xícara	63	16
Leite de soja, normal ou sabor baunilha	1 xícara	61	15
Feijão-branco cozido	½ xícara	60	15
Edamame (soja verde), com vagem, cozido	½ xícara	50	13
Manteiga de amendoim cremosa	2 colheres de sopa	49	12
Pão de trigo integral	2 fatias	46	12
Abacate em cubos	1 xícara	44	11
Batata cozida com casca	99,22 g	43	11
Arroz integral cozido	½ xícara	42	11
Feijão cozido	½ xícara	35	9
Banana	1 média	32	8
Salmão, Atlântico, de cativeiro, cozido	85,05 g	26	7
Halibute cozido	85,05 g	24	6

FONTES DE VITAMINAS, MINERAIS E OUTROS MICRONUTRIENTES

Alimento	Porção	mg de magnésio por porção	% das necessidades diárias
Uva-passa	½ xícara	23	6
Brócolis em fatias e cozido	½ xícara	12	3
Arroz branco, cozido	½ xícara	10	3
Maçã	1 média	9	2
Cenoura crua	1 média	7	2

Fonte:
http://www.dietitians.ca/Your-Health/Nutrition-A-Z/Fat/Food-Sources-of-Omega-3-Fats.aspx

AGRADECIMENTOS

Este livro resume trinta anos da minha viagem em busca dos segredos da longevidade, na qual fui acompanhado por grandes pioneiros, mas também por jovens e competentes pesquisadores. Agradeço aos professores Scott Norton e Robert Gracy, do Texas, por terem me dado a oportunidade de aprender a bioquímica e os fundamentos do processo de envelhecimento. Agradeço ao professor Roy Walford, da UCLA, por ter me ensinado a desafiar as regras e a pensar no envelhecimento de maneira inovadora. Agradeço às professoras Joan Valentine e Edith Gralla, da UCLA, por terem me dado as sólidas bases genéticas e moleculares, sobre as quais construí minha pesquisa. Agradeço ao professor Caleb Finch, da USC, por ter me apresentado a neurobiologia e as teorias do envelhecimento e ter sido um grande orientador, que me acompanhou desde o fim dos meus estudos de doutorado até o presente. Agradeço ao professor Pinchas Cohen por uma longa série de proveitosas colaborações e pelo apoio oferecido como diretor da Escola de Gerontologia da USC, e ao professor Marco Foiani por ter me trazido de volta à Itália e pelo apoio oferecido como diretor científico do IFOM. Agradeço a um grupo de geneticistas pioneiros no campo do envelhecimento por vinte anos de infinitas discussões e descobertas, que permitiram a todos nós contribuir para um momento extraordinário no campo dos estudos sobre o envelhecimento e a longevidade. Sou infinitamente grato a meus alunos, pesquisadores e colegas médicos, sem os quais eu só teria conseguido descobrir uma pequena parte do que descobrimos juntos. Um agradecimento especial à dra. Paola Fabrizio por seu papel essencial nas descobertas de meu laboratório na USC, logo depois que fui admitido, e ao professor Min Wei pelos muitos anos de ajuda na direção do laboratório.

Agradeço a todos os colegas que me ofereceram seus preciosos conselhos.

No que se refere ao Capítulo 7, agradeço ao professor Alessio Nencioni, especialista em Medicina Interna na área de Oncologia do Hospital San Martino, da Universidade de Gênova. O professor Nencioni é responsável pelo estudo financiado pela Fundação Umberto Veronesi sobre a dieta que imita o jejum e a quimioterapia em casos de câncer de mama.

O professor Hanno Pijl, endocrinologista e diabetologista, diretor da Clínica de Endocrinologia e Doenças Metabólicas da Universidade de Leiden, na Holanda, ofereceu-me sua preciosa ajuda para o Capítulo 8.

O professor Andreas Michalsen, chefe do Departamento de Medicina Complementar e do Departamento de Medicina Integrativa no Hospital Universitário Charité, de Berlim, aconselhou-me durante a redação do Capítulo 9. O dr. Michalsen é um dos principais especialistas nos aspectos clínicos das terapias associadas ao jejum e à dieta que imita o jejum e dirigiu estudos clínicos sobre o jejum ou a DMD e fatores de risco para as doenças cardiovasculares.

Quanto ao Capítulo 10, agradeço ao dr. Markus Bock, neurologista e especialista no uso de dietas cetogênicas e que imitam o jejum no Centro de Medicina Complementar do Hospital Universitário Charité, de Berlim. O dr. Bock dirigiu estudos clínicos sobre a DMD e a esclerose múltipla e está para iniciar um estudo semelhante sobre o Alzheimer. Também o Capítulo 11 deve muito aos conselhos do dr. Markus Bock, ao qual se acrescentou a contribuição do professor Andreas Michalsen.

AGRADECIMENTOS

Por fim, o Programa alimentar bissemanal foi escrito em colaboração com a nutricionista Noemi Renzetti e as dietistas Mahshid Shelehchi e Susan Kim, às quais dedico todo o meu reconhecimento.

Além disso, agradeço a toda a equipe da editora Vallardi: a Marcella Meciani, diretora editorial, Viola Cagninelli, editora, Cristina Foschini, diretora de aquisição, Laura De Tomasi, tradutora, Vittorio Sirtori, chefe de redação, Corrada Picchi, coordenadora de redação, Lara Piffari, revisora, Simona Scandellari, responsável pela assessoria de imprensa, e Pepe Nymi, *design* gráfico, pelo profissionalismo, pela qualidade do trabalho e pelo entusiasmo com que o desenvolveram. Agradeço sobretudo ao editor Luigi Spagnol pelo generoso contrato, que permite que um alto porcentual da renda do livro seja destinado à pesquisa.

NOTAS

1. A fonte de Caruso

1. http://www.mysanantonio.com/news/local/article/Report-San-Antonio-second-fattest-major-U-S-city-5388615.php.

2. Envelhecimento, longevidade programada e "juventologia"

1. V. D. Longo, J. Mitteldorf & V. P. Skulachev, "Programmed and altruistic ageing", *Nature Reviews Genetics* 6, 866- 872, novembro de 2005.

4. A dieta da longevidade

1. www.siditalia.it/divulgazione/alimentazione-e-diabete e http://ajcn.nutrition.org/content/76/1/5.full.pdf.

2. B. Frei, B. N. Ames, J. B. Blumberg, W. C. Willett. "Enough Is Enough", *Annals of Internal Medicine*, junho de 2014.

3. D. Belsky, A. Caspi et al. "Quantification of biological aging in young adults", *PNAS*, julho de 2015.

4. L. Fontana, L. Partridge, V. D. Longo. "Extending healthy life span-from yeast to humans", *Science*, abril de 2010.

5. S. Gill, S. Panda. "A Smartphone App Reveals Erratic Diurnal Eating Patterns in Humans that Can Be Modulated for Health Benefits", *Cell metabolism*, novembro de 2015.

6. L. Fontana, L. Partridge, V. D. Longo. "Extending healthy life span..." cit.

7. S. M. Solon-Biet. "The ratio of macronutrients, not caloric intake, dictates cardiometabolic health, aging, and longevity in ad libitum-fed mice", *Cell metabolism*, março de 2014.

8. M. Levine et al. + V. D. Longo. "Low protein intake is associated with a major reduction in IGF-1, cancer, and overall mortality in the 65 and younger but not older population", *Cell metabolism*, março de 2014.

9. S. Brandhorst et al. + V. D. Longo. "A Periodic Diet that Mimics Fasting Promotes Multi-System Regeneration, Enhanced Cognitive Performance, and Healthspan", *Cell metabolism*, julho de 2015.

10. M. Levine M et al. + V. D. Longo. "Low protein..." cit.

11. T. T. Fung, R. M. van Dam, S. E. Hankinson, M. Stampfer, W. C. Willett, F. B. Hu. "Low-carbohydrate diets and all-cause and cause-specific mortality: two cohort studies", *Annals of Internal Medicine*, setembro de 2010.

12. L. de Koning et al. "Low-carbohydrate diet scores and risk of type 2 diabetes in men", *American Journal of Clinical Nutrition*, abril de 2011.

13. M. Pollack. "Insulin and insulin-like growth factor signalling in neoplasia", Nature reviews cancer, dezembro de 2008.

14. S. Wang. "Epidemiology of vitamin D in health and disease", Nutrition Research Reviews, 22, 2009.

15. R. Estruch et al. "Primary prevention of cardiovascular disease with a Mediterranean diet", *The New England Journal of Medicine*, abril de 2013.

16. Y. Bao, J. Han, F. B. Hu, E. L. Giovannucci, M. J. Stampfer, W. C. Willett, C. S. Fuchs. "Association of nut consumption with total and cause-specific mortality", *The New England Journal of Medicine*, novembro de 2013.

17. S. Gill. S. Panda, "A Smartphone App Reveals..." cit.

18. M. U. Yang, T. B. Van Itallie. "Composition of weight lost during short-term weight reduction. Metabolic responses of obese subjects to starvation and low-calorie ketogenic and nonketogenic diets", *Journal of Clinical Investigation*, setembro de 1976.

19. M. Levine M et al. + V. D. Longo. "Low protein..." cit.

20. http://www.nytimes.com/2015/02/15/world/raw-eggs-and-no-husband-since38-keep-her-young-at-115.html.

21. A. Dutta et al. "Longer lived parents: protective associations with cancer incidence and overall mortality", *The Journals of Gerontology Series A: Biological Sciences and Medical Sciences*, novembro de 2013.

22. G. E. Fraser et al. "Ten Years of Life is a Matter of Choice?", *Archives of Internal Medicine*, julho de 2001.

5. Exercício físico, longevidade e saúde

1. http://www.bbc.com/news/magazine-30351406.

2. D. Buettner. *The Blue Zones, Second Edition: 9 Lessons for Living Longer From the People Who've Lived the Longest*, National Geographic, 2012.

3. E. F. Chackravarty. "Long Distance Running and Knee Osteoarthritis A Prospective Study", *American Journal of Preventive Medicine*, agosto de 2008.

4. P. T. Williams. "Effects of running and walking on osteoarthritis and hip replacement risk", *Medicine & Science in Sports & Exercise*, julho de 2013.

5. K. Gebel et al. "Effect of Moderate to Vigorous Physical Activity on All-Cause Mortality in Middle-aged and Older Australians", *JAMA Internal Medicine*, 2015.

6. H. Arem et al. "Leisure time physical activity and mortality: a detailed pooled analysis of the dose-response relationship", *JAMA Internal Medicine*, junho de 2015.

7. D. Paddon-Jones, B. B. Rasmussen. "Dietary protein recommendations and the prevention of sarcopenia", *Current Opinion in Clinical Nutrition & Metabolic Care*, janeiro de 2009.

8. Ibidem.

9. V. Kumar, A. Selby, D. Rankin et al. "Age-related differences in the dose-response relationship of muscle protein synthesis to resistance exercise in young and old men", *The Journal of Physiology*, janeiro de 2009.

6. Dieta periódica que imita o jejum (*dieta mima-digiuno* – DMD), gestão do peso e longevidade com boa saúde

1. C-W Cheng et al. "Prolonged Fasting Reduces IGF-1/PKA to Promote Hematopoietic-Stem-Cell-Based Regeneration and Reverse Immunosuppression", *Cell Stem Cell*, junho de 2014.

2. K. K. Ray, S. R. Seshasai, S. Erqou, P. Sever, J. W. Jukema, I. Ford, N. Sattar. "Statins and all-cause mortality in high-risk primary prevention: a meta-analysis of 11 randomized controlled trials involving 65,229 participants", *Archives of Internal Medicine*, 170, 2010.

3. A dor de cabeça é uma reação normal para quem nunca fez jejum ou o fez poucas vezes na vida. Em alguns casos, pode ser devida a uma redução do café ou da cafeína. Um dos papéis da DMD é justamente ajudar as pessoas a minimizar as dependências, entre elas a da cafeína e dos açúcares.

7. Alimentação e dieta que imita o jejum na prevenção e no tratamento de tumores

1. S. De Groot et al. "The effects of short-term fasting on tolerance to (neo) adjuvant chemotherapy in HER2-negative breast cancer patients: a randomized pilot study", *BMC Cancer*, outubro de 2015.

8. Alimentação e dieta que imita o jejum na prevenção e no tratamento do diabetes

1. www.istat.it/dati/catalogo/20091120_00/contenuti.html.

2. W. C. Willett, W. H. Dietz, G. A. Colditz. "Guidelines for Healthy Weight", *The New England Journal of Medicine*, agosto de 1999.

3. T. Pischon, H. Boeing, K. Hoffmann et al. "General and abdominal adiposity and risk of death in Europe", *New England Journal of Medicine*, novembro de 2008.

4. R. J. Colman, T. M. Beasley, J. W. Kemnitz, S. T. Johnson, R. Weindruch, R. M. Anderson. "Caloric restriction reduces age-related and all-cause mortality in rhesus monkeys", Nature, abril de 2014; R. L. Walford, D. Mock, R. Verdery, T. MacCallum. "Calorie restriction in Biosphere 2: alterations in physiologic, hematologic, hormonal, and biochemical parameters in humans restricted for a 2-year period", *The Journals of Gerontology A Biol. Sci. Med. Sci.* 2002.

5. A. R. Barnosky, K. K. Hoody, T. G. Unterman. K. A. Varady, "Intermittent fasting vs daily calorie restriction for type 2 diabetes prevention: a review of human findings", *Translation Research*, outubro de 2014.

6. S. Gill, S. Panda. "A Smartphone App Reveals..." cit.

7. L. de Koning et al. "Low-carbohydrate diet..." cit.

8. M. Levine M et al. + V. D. Longo, "Low protein..." cit.

9. J. Guevara-Aguirre, A. L. Rosenbloom, P. Balasubramanian, E. Teran, M. Guevara-Aguirre, C. Guevara, P. Procel, I. Alfaras, R. De Cabo, S. Di Biase, L. Narvaez, J. Saavedra, V. D. Longo. "GH Receptor Deficiency in Ecuadorian Adults Is Associated With Obesity and Enhanced Insulin Sensitivity", *The Journal of Clinic Endocrinology & Metabolism*, julho de 2015.

10. M. N. Harvie et al. "The effects of intermittent or continuous energy restriction on weight loss and metabolic disease risk markers: a randomized trial in young overweight women", *International Journal of Obesity*, maio de 2011.

11. A. R. Barnosky, K. K. Hoody, T. G. Unterman, K. A. Varady. "Intermittent fasting...", cit.

9. Alimentação e dieta que imita o jejum na prevenção e no tratamento das doenças cardiovasculares

1. R. J. Colman, R. M. Anderson et al. "Caloric restriction delays disease onset and mortality in rhesus monkeys", Science, 2009; R. J. Colman, T. M. Beasley et al. "Caloric restriction reduces age-related and all-cause mortality in rhesus monkeys", *Nature*, abril de 2014.

2. R. J. Colman, R. M. Anderson et al. "Caloric restriction..." cit.

3. J. A. Mattison, G. S. Roth et al. "Impact of caloric restriction on health and survival in rhesus monkeys from the NIA study", *Nature*, setembro de 2012.

4. F. Sofi, F. Cesari et al. "Adherence to Mediterranean diet and health status: meta-analysis", *British Medical Journal*, setembro de 2008; M. A. Martinez-Gonzalez, M. Bes-Rastrollo et al. "Mediterranean food pattern and the primary prevention of chronic disease: recent developments", *Nutrition Reviews*, maio de 2009; F. Sofi, R. Abbate et al., "Accruing evidence on benefits of adherence to the Mediterranean diet on health: an updated systematic review and meta-analysis", *American Journal of Clinical Nutrition*, novembro de 2010.

5. F. Sofi, C. Macchi et al. "Mediterranean diet and health status: an updated meta-analysis and a proposal for a literature-based adherence score", *Public Health Nutrition*, dezembro de 2014.

6. R. Estruch, E. Ros "Mediterranean diet for primary prevention of cardiovascular disease", *New England Journal of Medicine*, agosto de 2013; M. Guasch-Ferre, N. Babio et al., "Dietary fat intake and risk of cardiovascular disease and all-cause mortality in a population at high risk of cardiovascular disease", *American Journal of Clinical Nutrition*, dezembro de 2015.

7. B. Bendinelli, G. Masala et al. "Fruit, vegetables, and olive oil and risk of coronary heart disease in Italian women: the EPICOR Study", *American Journal of Clinical Nutrition*, fevereiro de 2011; G. Buckland, N. Travier et al., "Olive oil intake and breast cancer risk in the Mediterranean countries of the European Prospective Investigation into Cancer and Nutrition study", International Journal of Cancer, 2012; Y. Bao, J. Han et al., "Association of Nut Consumption with Total and Cause-Specific Mortality", *The New England Journal of Medicine*, novembro de 2013.

8. M. Guasch-Ferre, N. Babio et al. "Dietary fat intake..." cit.

9. Ibidem.

10. T. T. Fung, R. M. van Dam, S. E. Hankinson, M. Stampfer, W. C. Willett, F. B. Hu. "Low-carbohydrate diets..." cit.

11. S. R. Preis, M. J. Stampfer et al. "Dietary protein and risk of ischemic heart disease in middle-aged men", *The American Journal of Clinical Nutrition*, 92, 2010.

12. P. Lagiou, S. Sandin et al. "Low carbohydrate, high protein diet and incidence of cardiovascular disease in Swedish women: prospective cohort study", *British Medical Journal*, 344, 2012.

13. A. Pan, Q. Sun et al. "Changes in red meat consumption and subsequent risk of type 2 diabetes mellitus: three cohorts of US men and women", *JAMA International Medicine*, 173, 2013.

14. R. L. Walford, D. Mock, R. Verdery, T. MacCallum "Calorie restriction..." cit.

15. Ibidem.

16. R. L. Walford, D. Mock, R. Verdery, T. MacCallum. "Calorie restriction..." cit.; L. Fontana, T. E Meyer, S. Klein, J. O. Holloszy. "Long-term calorie restriction is highly effective in reducing the risk for atherosclerosis in humans", *PNAS*, abril de 2004.

17. D. Ornish. "Intensive Lifestyle Changes for Reversal of Coronary Heart Disease", *JAMA*, dezembro de 1998.

18. D. M. Ornish, S. E. Brown, L. W. Scherwitz et al. "Can lifestyle changes reverse coronary atherosclerosis? The Lifestyle Heart Trial", Lancet, 336, 1990.

19. K. L. Gould, D. Ornish, L. Scherwitz et al. "Changes in myocardial perfusion abnormalities by positron emission tomography after long-term, intense risk factor modification", *JAMA*, 274, 1995.

20. L. J. Appel, F. M. Sacks et al. "Effects of protein, monounsaturated fat, and carbohydrate intake on blood pressure and serum lipids: results of the OmniHeart randomized trial", *JAMA*, novembro de 2005; B. Bendinelli, G. Masala et al., "Fruit, vegetables, and olive oil..." cit.; G. Buckland et al., "Olive oil intake and mortality within the Spanish population (EPIC-Spain)", *American Journal of Clinical Nutrition*, julho de 2012; M. Guasch-Ferre, N. Babio et al., "Dietary fat intake and risk of cardiovascular..." cit.

21. S. Brandhorst, I. Y. Choi et al. "A Periodic Diet that Mimics Fasting Promotes Multi-System Regeneration, Enhanced Cognitive Performance, and Healthspan", *Cell Metabolism*, julho de 2015.

22. Ibidem.

10. Alimentação e dieta que imita o jejum na prevenção e no tratamento do Alzheimer e de outras doenças neurodegenerativas

1. C. C. Liu et al. "Apolipoprotein E and Alzheimer disease: risk, mechanisms and therapy", *Nature Reviews Neurology*, fevereiro de 2013.

2. C. Valls-Pedret et. al. "Mediterranean Diet and Age-Related Cognitive Decline: A Randomized Clinical Trial", *JAMA Internal Medicine*, julho de 2015.

3. G. W. Ross et al. "Association of Coffee and Caffeine Intake With the Risk of Parkinson Disease", *JAMA*, maio de 2000.

4. W. M. Fernando et al. "The role of dietary coconut for the prevention and treatment of Alzheimer's disease: potential mechanisms of action", *British Journal of Nutrition*, julho de 2015; Y. Hu et al., "Coconut oil: non-alternative drug treatment against Alzheimer disease", *Nutricion Hospitalaria*, dezembro de 2015.

5. N. D. Barnard et al. "Saturated and trans fats and dementia: a systematic review", *Neurobiology of aging*, maio de 2014.

6. M. C, Morris, C. C. Tangney, "Dietary fat composition and dementia risk", *Neurobiology of Aging*, setembro de 2014.

7. R Shah. "The role of nutrition and diet in Alzheimer disease: a systematic review", *Journal of American Medical Directors Association*, junho de 2013; S. Lopes da Silva et al., "Plasma nutrient status of patients with Alzheimer's disease: Systematic review and meta-analysis", *Alzheimer's & Dementia*, julho de 2014; *M.H. Mohajeri et al.* "Inadequate supply of vitamins and DHA in the elderly: implications for brain aging and Alzheimer-type dementia", *Nutrition*, fevereiro de 2015; E. M. Brouwer-Brolsma. L. C. de Groot, "Vitamin D and cognition in older adults: an update of recent findings", *Current Opinion in Clinical Nutrition and Metabolic Care*, janeiro de 2015; T. Cederholm, N. Salem Jr, J. Palmblad. "x-3 fatty acids in the prevention of cognitive decline in humans", Advances in nutrition, novembro de 2013.

8. S. García-Ptacek et al. "Body mass index in dementia", *European Journal of Clinical Nutrition*, novembro de 2014.

9. S. Brandhorst et al. + V. D. Longo, "A Periodic Diet..." cit.

10. C. Groot et al. "The effect of physical activity on cognitive function in patients with dementia: A meta-analysis of randomized control trials", *Ageing Research Reviews*, janeiro de 2016.

11. B. Y. Li et al. "Mental Training for Cognitive Improvement in Elderly People: What have We Learned from Clinical and Neurophysiologic Studies?", *Current Alzheimer Research*, julho de 2015.

11. Alimentação e dieta que imita o jejum na prevenção e no tratamento das doenças inflamatórias e autoimunes

1. K. L. Ong et al. "Trends in C-reactive protein levels in US adults from 1999 to 2010", *American Journal of Epidemiology*, junho de 2013.

2. G. S. Cooper et al. "Recent insights in the epidemiology of autoimmune diseases: improved prevalence estimates and understanding of clustering of diseases", *Journal of Autoimmunity*, novembro-dezembro de 2009.

3. A. Lerner. "The World Incidence and Prevalence of Autoimmune Diseases is Increasing", *International journal of celiac disease*, Vol. 3, N° 4, 2015.

4. A. Manzel et al. "Role of 'Western Diet' in Inflammatory Autoimmune Diseases", *Current Allergy and Asthma Reports*, janeiro de 2014.

5. Ibidem.

6. A. Lawrence et al. "Diet rapidly and reproducibly alters the human gut microbiome", *Nature 505*, janeiro de 2014.

7. M. M. Lamb et al. "The effect of childhood cow's milk intake and HLA-DR genotype on risk of islet autoimmunity and type 1 diabetes: the Diabetes Autoimmunity Study in the Young", *Pediatric Diabetes*, fevereiro de 2015.

8. S. G. Verza et al. "Immunoadjuvant activity, toxicity assays, and determination by UPLC/Q-TOF-MS of triterpenic saponins from Chenopodium quinoa seeds", *Journal of Agricultural and Food Chemistry*, março de 2012.

9. C. Astler et al. "First case report of anaphylaxis to quinoa, a novel food in France", *Allergy*, maio de 2009.

10. C-W Cheng et al. *"Prolonged Fasting..." cit.*

11. NCT01538355: I. Y. Choi et al. "A Diet Mimicking Fasting Promotes Regeneration and Reduces Autoimmunity and Multiple Sclerosis Symptoms", *Cell Reports*, junho de 2016.

12. Ibidem.

13. H. Müller et al. "Fasting followed by vegetarian diet in patients with rheumatoid arthritis: a systematic review", *Scandinavian Journal of Rheumatology*, 2001.

14. J. Kjeldsen-Kragh et al. "Controlled trial of fasting and one-year vegetarian diet in rheumatoid arthritis", *Lancet*, outubro de 1991.

15. Ibidem.

16. H. Müller et al. "Fasting followed by vegetarian diet..." cit.

17. Ibidem.

Programa alimentar bissemanal

1. ISTAT, 2015. Istituto Nazionale di Statistica, Roma. http://www.istat.it/it/files/ 2015/08/ItaliaInCifre2015It.pdf; NIH, 2016, "Balance food and activity", National Heart, Lung and Blood Institute, Bethesda, MD. http://www.nhlbi.nih.gov/health/ educational/we-can/healthy-weight-basics/balance.htm; USDA, 2016. "Dietary Reference Intakes (DRI's)", United States Department of Agriculture, Washington, DC. http://fnic.nal.usda.gov/fnic/interactiveDRI/index.php; OMS, 2016, "Estatísticas por país: Itália", Organização Mundial da Saúde, Genebra. http://www.who.int/ countries/ita/en/; OMS, 2015, "Guideline: Sugar intake for adults and children", Organização Mundial da Saúde, Genebra. http://apps.who.int/iris/bitstream/10665/ 149782/1/9789241549028_eng.pdf?ua=1.

CRÉDITOS

Figuras 1.1, 2.3, 4.8: © Valter Longo.

Figura 2.1: © Roger Ressmeyer/Corbis/VCG.

Figura 2.2: extraída de Evolutionary Medicine: from Dwarf Model Systems to Healthy Centenarians? de Valter D. Longo, Caleb E. Finch, in "Science", 28 de fevereiro de 2003: vol. 299, nº 5611, p. 1342. Reimpresso com a autorização da AAAS.

Figuras 3.1, 6.5, 8.2: cortesia de Andrea Balconi.

Figura 6.5: foto do recém-nascido © irin-k/Shutterstock; foto do casal © T-Design/Shutterstock.

Figura 8.2: ilustrações vetoriais extraídas de © Ilinova Tetiana/Shutterstock e Voinau Pavel/Shutterstock.

Figura 4.7: © Thierry de Lestrade.

Páginas 227-28: O artigo de Jenni Russell "O jejum me transformou depois que o remédio fracassou" é reproduzido com a autorização do Times Newspapers Limited.